# 명의가 가르쳐주는 코 알레르기 치료법

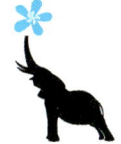

김남선 지음

중앙생활사

## 추천의 말

김남선 박사만큼 현재 일본 동양의학회에서 알려진 한의사는 없다. 일본 동양의학회에 자주 방문하여 연구 발표를 해왔기 때문이다.

내가 그를 처음 만난 것도 일본 동양의학회 학술총회인 알레르기성 비염 심포지엄이었다. 그는 유창한 일본어로 알레르기성 질환의 한의학적인 접근방법과 그만의 치료방법을 발표하여 일본 한방 의사들에게 큰 감명을 주었다.

최근 그가 알레르기성 비염을 중심으로 한 알레르기성 질환을 한의학적으로 접근한 치료법의 책자를 출판하였다. 그 내용은 한국 전통의학인 사상 체질법을 기반으로 하여 여성, 어린이, 수험생 등의 구체적인 치료방법과 평소 생활습관 등을 알려주고 있다.

한국의 전통을 소중히 중요하게 다루고, 알레르기 질환으로 시달리는 사람의 입장을 배려하여 쓴 책이다. 김남선 박사의 온화한 인품을 엿볼 수 있다. 나도 그의 높은 학식과 고결함, 그리고 인간적인 따뜻함에 끌려든 수많은 일본인 중의 한 명이기도 하다.

이 책은 알레르기성 질환 등으로 많은 고통을 받고 있는 사람들의 복음서가 될 것이다.

일본 동양의학회의 전통은 한걸음 퇴보한 상태다. 현재 일본 동양의학회의 보급이 한국보다 늦기 때문이다. 그래서 한의학의 많은 수혜를 받고 있는 한국은 무척이나 부럽다. 이후 일본에서도 한국과 같은 전통의학의 보급을 바라고 있다. 그리고 이 책과 같은 서책이 일본에서도 출판되길 소망한다.

김남선 박사의 출판을 진심으로 기뻐하며, 이 책을 알레르기성 질환으로 고생하는 많은 분에게 추천하고 싶다.

일본 동경 오모모리 대학병원
**미우라 오토** 교수

## 추천의 말

　결실의 계절 가을이 깊어지고 있는 즈음에 평소 제가 존경하는 선배님이신 영동한의원 김남선 원장님으로부터 그동안 코 알레르기 질환에 대한 임상 경험을 모아 책을 출판하겠다는 소식을 접하며 기쁜 마음으로 추천의 글을 쓰겠노라 하였습니다.
　제가 아는 김남선 박사님은 1980년 강남에 처음 영동한의원을 열었을 때부터 알레르기 비염에 관심이 많았습니다. 김 박사님은 알레르기 질환이 난치병이지만 체질개선과 면역증강 요법으로 치료해야 근본 해결이 된다고 믿고 꾸준히 알레르기성 비염의 치료에 전념했습니다. 한방제재 약물치료, 물리치료, Bicom 알레르기 항원 파장치료 그리고 레이저 침, 전기 침 등 통증 없이 침의 효능을 극대화한 치료 방법을 택해 치료율을 높여온 것도 사실입니다. 김 박사님은 한의학에서 불모지였던 알레르기 치료에 선구자가 되었습니다. 지금은 한방병원, 한의원 등에서 알레르기성 비염 치료가 어느 한의사나 할 정도로 보편화 된 치료입니다. 영동한의원에서 치료한 알레르기 환자는 1년에 만 명 이상, 35년 동안 40만 명에 가까운 환자를 치료 하였다 합니다. 이는 대학병원 수준을 뛰어넘는 진료 성과입니다. 게다가 지금은 알레르기 비염에 국한하지 않고 소아성장, 천식, 아토피의 치료를 접목하여 좋은 효과를 입증하고 있습니다.
　또한, 김 박사님은 학술활동에도 게을리하지 않고 매년 국내학회는 물론 일본동양의학회, 전일본침구학회, 미국국제학회에서 알레르기에 관한 임상 논문을 발표하였으며, 미국 미시간주립대학의 성장정골대학(manual medicine) 연수기간에는 교수와 학생을 대상으로 알레르기 및 면역에 관한 한방 치료를 소개하는 성과를 올렸습니다. 또한 슾미주한의사협회 특강 등에 초청되어 열정적으로 강의하는 등 일반 개원 한의사에서는 볼 수 없는 국내외에서 활발한 학술활동을 지속해서 하고 있습니다.
　다시 한 번 새롭게 책을 출판하신 것을 축하하며 이번 출판을 계기로 코 알레르기 질환의 명의로 거듭나기를 바랍니다.

경희대 한방병원장
**최도영** 교수

**차례**

### 1장
## 사상체질별 알레르기성 비염 치료법 ···13

1. 환절기가 무서운 알레르기 환자들 ···15
2. 사상체질과 코 알레르기 ···18
3. 태음인 알레르기 비염의 원인과 치료 ···21
4. 소양·소음·태양인 알레르기 비염의 원인과 치료 ···26


### 2장
## 여성 냉증과 알레르기성 비염 ···33

1. 여름 감기와 미인의 상관관계 ···35
2. 20대 미녀 P씨의 고민 ···37
3. S양은 재채기의 여왕? ···42
4. 호리호리한 미인에게 냉증 체질이 많다? ···45
5. 수독체질과 비염과 다이어트 ···48


### 3장
## 어린이 코 알레르기 ···55

1. 코 알레르기, 아이의 성격과 얼굴까지 바꿔놨어요! ···57

**차례**

2. 한방에서 보는 코 알레르기의 원인 ···60
3. 알레르기 비염을 끝내는 한방 치료법 ···63
4. 내 아이의 코, 알레르기 비염에서 안전할까 ···66
5. 헷갈리는 닮은 꼴, 감기와 알레르기 비염 ···69
6. 어린이 코 알레르기, 누구에게 왜 일어날까 ···73
7. 코를 고치니 '내 키가 자랐어요!' ···77


4장
## 어린이 코막힘과 축농증 ···83

1. 어린이 축농증, 어떻게 일어나나 ···85
2. 소아 축농증을 위한 치료상식 ···88
3. 소아 축농증을 위한 한방 치료법 ···91
4. 알레르기 비염을 조기 치료해야 하는 이유 ···96
5. 감기와 코 알레르기, 축농증의 연결고리 ···98
6. 소아 알레르기 비염이나 축농증 환자들을 위한 가정 보조 치료요법 ···101


5장
## 돌연사까지 부르는 무서운 병, 천식 ···107

1. 어린이의 3대 알레르기 질환 중 하나, 천식 ···109

**차례**

2. 돌연사까지 부르는 무서운 병, 천식 ···111
3. 천식, 누구에게 왜 일어나는가 ···114
4. 사상체질과 천식의 관련성 ···119
5. 한의학에서 보는 천식의 증상과 원인 ···122
6. 한방에서 본 천식 치료법 ···125
7. 천식 환자가 있는 가정에서 알아둬야 할 일 ···130
8. 천식 판별법과 보조 식이요법 ···134
9. 아토피성 피부염이란 ···136
10. 장거리 마라톤과 같은 아토피성 피부염 치료 ···141
11. 성기능까지 뒤흔드는 알레르기성 피부질환 ···145
12. C씨의 정력감퇴의 주범은 아토피성 피부염 ···148
13. 아토피성 피부염과 천식, 두 마리 토끼 잡기 ···151

6장
# 한방으로 이기는 코질환 ···157

1. 코질환에 특효, 소청룡탕 ···159
2. 한방으로 축농증 다스리기 ···162
3. 향기로운 치료법, 아로마테라피 ···166
4. 아로마테라피를 이용한 생활질병 치료와 예방법 ···172
5. 기분부터 즐거운 치료법, 향기요법의 효능 ···175

**차례**

6. 향기로 병을 고친다 ⋯179
7. 차를 이용한 비염, 두통 퇴치법 ⋯183
8. 한방으로 이기는 알레르기 비염 ⋯189
9. 통증 없는 간단한 알레르기 진단 및 치료 ⋯192

7장
## 수험생의 코 알레르기 치료법  ⋯199

1. 수험생과 축농증 ⋯201
2. 감기 박사 C군 ⋯206
3. 상속받기 싫은 선물, 코 알레르기 ⋯209
4. 수험생을 위한 건강관리법 ⋯211
5. 수험생병, 이렇게 막는다 ⋯214
6. 한방에서 본 축농증의 증상과 치료법 ⋯217

8장
## 코 건강, 평소에 지키자  ⋯223

1. K과장이 야유회를 피하는 이유 ⋯225
2. 걸어다니는 알레르기 백화점, S군 ⋯228
3. 봄의 화신, 그러나 뒤탈도 많은 꽃가루 ⋯232

## 차례

4. 꽃가루가 극성을 부릴 때 ···234
5. 감기처럼 다가오는 알레르기 증상 ···238
6. 코와 머리가 괴로운 질병, 만성 축농증 ···241
7. 선택받고 싶지 않은 질병, 알레르기 ···243
8. 생활 속의 알레르기 비염 치료법 ···248
9. 체질과 알레르기 ···252
10. 한의학에서 권하는 손쉬운 알레르기 치료법과 예방책 ···255
11. 알레르기, 가만히 두면 절로 낫는다? ···258
12. 알레르기 벗어나기 ···261
13. 축농증을 다스리는 한방 건강관리법 ···264
14. 젊은 엄마들을 위한 알레르기 상식 몇 가지 ···267
15. 코 건강, 평소에 지키자 ···271

부록 | 치료사례 ···275

## 들어가는 말

21세기 문명병은 바로 알레르기 질환이다. 알레르기 질환은 면역 병으로 알레르기성 비염과 기침·천식 그리고 피부 아토피가 3大 알레르기 질환이다. 알레르기는 사람의 오장육부의 균형을 깨트리고 사람의 정신까지 핥아 먹는 아주 귀찮은 병이다.

생명체를 유지하기 위해서는 밖의 수만 가지 물질과 세균에 대항해야 한다. 유전, 체질, 환경, 정신 등의 이유로 면역체계가 무너지면 몸의 불균형이 생겨서 과민반응이 생긴다.

코에 과민 반응이 생기면 재채기, 콧물, 코 막힘이 생기고, 기관지에 과민방응이 있으면 기침, 가래, 숨찬 증상, 쌕쌕거림 등이 나타난다. 피부에 과민 반응이 생기면 피부 가려움증, 피부 각질, 피부 짓무름이 발생한다. 눈에 생기면 눈 가려움, 눈물, 눈 짓무름 등의 증상이 나타난다. 얼굴, 기관지, 피부뿐만 아니라 오장육부에도 알레르기 반응이 나타나며 위장에 알레르기가 있으면 소화불량, 트림, 설사, 변비가 생긴다.

이처럼 알레르기는 전신 면역계를 흐트러뜨리고, 균형을 깨뜨리므로 어릴 때 조기 치료를 해야 한다.

한편, 알레르기는 아이의 몸과 정신에 다음 같은 악영향을 준다.

첫째, 산소 부족으로 성장판 연골의 분열이 잘되지 않아 키의 성장 장애가 온다.

둘째, 3~4살 전후로 뇌 신경 치료가 끝나며 이때 알레르기, 코 막힘 때문에 뇌 산소 결핍으로 뇌 발달 장애가 온다.

셋째, 얼굴이 미워진다. 입 호흡 때문에 아데노이드 말상 형 얼굴, 안면 비대칭, 치아 부정교합, 눈 밑 다크써클, 주걱턱, 무 턱 등이 생긴다.

마지막으로 알레르기 질환을 치료하고 삶을 윤택하게 하려면 끈기 있는 치료는 기본이고 찬 음식을 먹지 않는 것이 좋다. 찬 음식은 위와 장을 1℃ 차게 만들어 면역계를 교란시킨다. 햇볕을 쬐면서 하루 20~30분 운동을 하면 우리 몸의 면역증상에 도움이 된다. 그리고 자기 사상체질을 알고 체질에 맞는 음식을 평소에 섭취한다. 잠은 하루 8시간 이상 자는 것이 면역을 튼튼히 하는 지름길이다. 하루 5~6잔 이상 녹차를 마신다. 일본 오오모리 대학 미우라 교수는 녹차가 알레르기 증상을 50% 감소시킨다는 논문을 발표하였다.

또한, 콧물, 코 막힘, 기침은 수독(水毒)이 원인이라는 것이 밝혀졌다. 수독이 몸에 쌓이면 콧물, 가래, 기침이 된다.

YD영동탕을 사용하여 소변 같은 수독 물질을 땀으로 배출하면 알레르기를 근본적으로 치료할 수 있고 재발하지 않을 것이다.

2013년 10월 30일
코알레르기 시작되는 계절에
한의학 박사 김남선

# 1

# 사상체질별 알레르기성 비염 치료법

# 1. 환절기가 무서운 알레르기 환자들

알레르기 환자들은 괴롭다. 특히 T. S. 엘리엇이 시로 읊은 '잔인한 4월'이야말로 그들에게는 가장 괴로운 달이다. 아침저녁으로 찬바람이 불면서 코 감기가 기승을 부리는데다 특히 꽃가루가 많아지는 때이기 때문이다. 아침과 한낮의 기온 차이가 보통 10도 이상. 환절기마다 기온 차이 때문에 알레르기 비염 증상이 심해지는 것을 피할 수 없다.

꽃가루는 특히 두려운 존재이다. 건강한 사람들도 꽃가루 때문에 갑자기 재채기를 하거나 일시적으로 피부 트러블을 겪기도 한다. 또는 어떤 음식물을 섭취하면 두드러기가 생기거나 몸이 가렵고 붉어진다는 사람도 있다. 하물며 조그만 환경 변화에도 센서처럼 민감하게 반응하는 알레르기 환자들이야 오죽하겠는가.

알레르기 비염은 초기에는 감기와 비슷한 증상을 보인다. 그러다 그 증상이 시도때도 없이 찾아오거나 이어지면서 비로소 자신이 알레르기성 비염 환자임을 알게 되는 경우가 많다.

알레르기 비염 클리닉 전문가들은 "감기처럼 보이는 증상

가운데는 각종 매연, 공해 등 환경오염이 심각해짐에 따라 생긴 알레르기 비염인 경우가 많으며, 그 숫자도 갈수록 늘어나고 있다"고 말한다.

얼마나 많은가 하면, 현재 우리 나라의 코 알레르기 환자 수가 전 인구의 약 10%인 400만 명 정도에 이른다. 워낙 많다보니 이젠 일반 사람들조차도 주위 사람들 중 누가 알레르기 비염을 앓고 있는지 금세 알아볼 정도가 됐다.

알레르기 비염의 대표적인 3대 증상은 맑은 콧물과 발작성 재채기, 코막힘 등이다. 평소 꽃가루나 먼지, 집 진드기 등에 접촉했을 때 이상하게도 열이 나거나 몸살이 나지는 않는데 콧물이 계속 흐른다. 감기인 듯하면서도 감기 같지 않은 증상이 일주일 이상이나 계속된다. 이 때문에 자신의 병명이 뭔지도 모른 채 고생스럽기만 하다. 이것은 먼지, 진

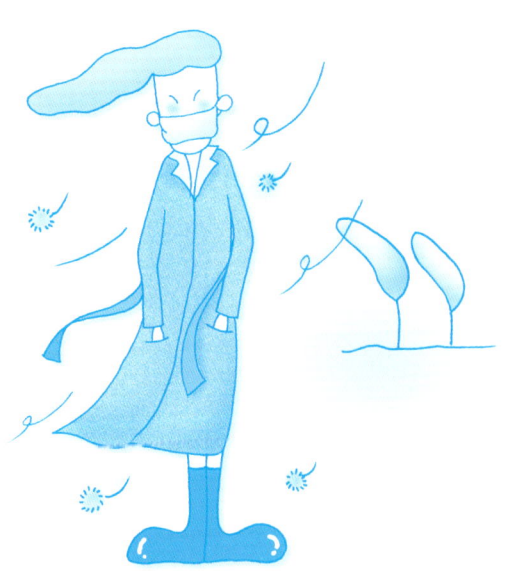

드기 및 동물 분비물이나 꽃가루, 곰팡이의 항원에 항체가 형성된 사람이 앓는 알레르기로, 특정 물질과 접촉하는 순간 항원과 항체가 상호 반응하면서 과민 증상을 나타내는 것이다.

그럼 알레르기는 몸이 약한 사람들에게 찾아오는 것인가? 그렇지 않다. 알레르기는 건강한 사람들에게 더욱 잘 나타나며, '몸에 나쁜 물질이 쳐들어왔다'고 가르쳐주는 일종의 생체 경보나 마찬가지이다. 영양분을 충분히 섭취한 건강한 사람에게 나쁜 물질이 침입했음을 계속해서 일깨워주는 것이다.

코 알레르기는 계절적 요인, 풍토, 음식, 체질 등과 관련이 있다. 꽃가루, 먼지, 불순한 냄새, 찬 공기, 담뱃가루, 새 깃털, 생선 비늘, 향료 등이 항원이 되어 발생하며, 그 중에서도 음식물의 영향이 가장 크다.

코 알레르기는 대개 인스턴트 식품을 많이 섭취하거나 단백질과 지방질이 지나치게 함유된 식품을 과다하게 섭취하는 사람에게 많이 나타나며, 이러한 식습관의 영향으로 알레르기성 체질을 갖게 된다.

또 알레르기 비염은 유전성도 강하다. 선천적으로 부모가 모두 알레르기면 자녀 중 90% 이상이 알레르기 증상을 보이고, 부모 두 사람 중 어느 한쪽만 알레르기 체질이어도 자녀의 70% 이상, 즉 2명 중 1명은 반드시 알레르기가 생긴다.

## 2. 사상체질과 코 알레르기

환절기에 특히 알레르기 비염 환자들이 많이 몰려드는 현상은 한방 병원에서도 이미 익숙한 일이 되었다. 좀처럼 나아질 기미가 보이지 않는 알레르기 비염 때문에 갖은 불편은 물론이고, 이 때문에 짜증이 날 대로 난 환자들을 숱하게 보게 된다.

키 160cm 정도에 85kg의 몸무게를 가진 K씨가 최근 병원을 찾았다. 그는 다소 비만인 편으로, 목이 짧고 피부가 검고 여름엔 땀을 많이 흘리는 체질이었다. 밥을 먹을 때도 연신 땀이 흐르고 콧물이 자주 나와서 고민이었다. 특히 손님 접대 중에는 여간 곤란하지 않다는 것이다. 식사 중에도 계속 코를 풀어대고 얼굴이나 목의 땀을 닦느라 밥이 어디로 들어가는지조차 모를 정도로 심했다.

K씨의 증상은 전형적으로 태음인 체질이 코 알레르기를

앓고 있을 때의 경우를 보여준다.

알레르기 비염이란 원래 코 안의 점막이 외부 이물질에 의해 과민반응을 보이는 질환이다. 주로 코막힘, 콧물, 재채기, 가려움증 등의 증상을 보이는데, 최근에는 환경오염과 아파트 생활의 증가로 환자가 크게 늘고 있다. 그러한 오염물질을 방어하고 우리 몸을 지키는 면역체계에 혼란과 이상이 생겨 발생하는 것이 바로 알레르기 비염이다.

한방에서는 사람의 사상체질에 따라 증상과 이유, 치료법을 좀더 세분하고 있다. 특히 K씨와 같은 태음인 체질의 코 알레르기를 살펴보면 콧물이 자주 흐르고, 재채기나 코막힘이 잦으며, 땀을 많이 흘리고 약간 비대한 체형인 것이 특징이다.

한의학의 시각에서 보면 태음인은 알레르기 체질을 타고난 사람들이다. 대사활동이 활발해 땀을 많이 흘리는 체질로 수분대사가 원활하지 못할 경우에는 곧바로 폐, 기관지 등 호흡기에 수독(水毒)이 쌓이기 때문이다. 천식, 아토피성 피부염이나 알레르기성 비염 등이 모두 같은 맥락에서 생기는 것으로 본다.

전체 코 알레르기 환자들 중에서도 이러한 태음인 체질이 압도적으로 많다. 실제로 한 연구보고에 따르면 전체의 약 70%가 태음인 체질이며, 소양인은 20%, 소음인은 10% 순으로 현저한 차이를 보인다. 알레르기 비염이 태음인에게 많은 것은 다른 체질에 비해 폐 기능이 약하고 냉하기 때문이다. 폐가 냉하면 콧물이 다량으로 흐르게 된다.

따라서 태음인에게는 콧물과 재채기가 많다. 한방에서는 알레르기 비염의 원인을 '수독이 몸에 쌓여 이것이 코를 통해 외부로 나오는 것'이라고 설명하고 있다.

자신의 체질을 정확히 알고 증상을 제대로 파악하면 치료법에서도 더 구체적이고 효과적인 처방을 얻을 수 있다. 그 중 한방 전문의들이 특히 강조하는 것이 바로 음식에 관한 것이다. 체질별로 음식을 잘 가려 먹기만 하면 치료효과를 높이고 코 알레르기 예방효과도 볼 수 있다.

태음인 코 알레르기 환자가 꼭 알아야 할 사항은 다음과 같다. 태음인은 일반적으로 체구가 크고 위장 기능이 좋은 편이어서 체질상 동식물성 단백질이나 칼로리가 높은 음식이 대체로 잘 맞는다.

그러나 주로 과식하는 습관이 있어 비만인 경우가 많고, 고혈압과 변비가 되기 쉬우므로 이를 잘 조절해야 한다. 특히 자극적인 식품이나 지방질이 많은 음식은 피하고, 운동을 꾸준히 하고 목욕을 자주 하여 땀을 내는 것이 중요하다.

## 3. 태음인 알레르기 비염의 원인과 치료

요즘 최고의 주가를 올리고 있는 '벤처기업'의 대열에서 벅찬 미래의 꿈을 만들어가고 있는 P씨. 그는 지난 1998년에 그간 다니던 무역회사를 그만두고 동료 몇 명과 벤처기업을 설립했다.

이 과정에서 과로와 과음, 극심한 스트레스에 시달렸고, 감기를 앓게 되었다. 감기가 오랫동안 잘 낫지 않더니 급기야는 코 알레르기로 이어져 1999년 2월부터는 아침마다 '진풍경'이 벌어진다고 한다.

아침에 눈을 뜨자마자 갑자기 발작적으로 재채기가 터져 나오는가 하면 맑은 콧물이 마치 수도꼭지를 틀어놓은 것처럼 흘러나온다는 것이다. 이것은 모닝 어택(Morning Attack), 즉 아침 공격이라는 말처럼 특히 아침에 '히스타민'이 많이 분비되면서 공격적인 재채기와 콧물이 터져나오기 때문이다.

한의학에서는 몸의 신진대사 중에 수분의 대사가 원활히 이루어지지 않아 생기는 증상을 수독이라 한다. 수독이 폐 등 상처에 쌓여 있다가 외부에서 먼지나 담배 연기, 찬 공

**칼럼 특진**

# 향기로 알레르기성 비염 '제압'

조선일보

　식물에서 추출한 정유(에센셜 오일)를 이용하는 향기요법이 고질적인 알레르기성 비염 치료의 효과적인 수단으로 등장했다. 한의사들이 앞다퉈 이 치료법을 시도하고 있으며, 한국대체의학회 소속 의사 20여명도 알레르기성 비염 치료에 향기를 사용하고 있다.

　서울 서초동 오홍근신경과의 오 원장은 "알레르기성 비염의 치료에 사용되는 향은 대부분 항바이러스 효과와 살균 효과, 코 점액배출 효과 등이 있어 즉시 콧물이나 코막힘 증상 등이 완화된다"며 "약물치료나 알레르겐(알레르기 원인물질) 차단 같은 기존 치료법보다 훨씬 간단하고 효과도 좋다"고 말했다. 서울 논현동 영동한의원 김남선 원장은 "628명의 알레르기성 비염 환자에게 소청룡탕과 함께 유칼립투스(안향유)를 이용한 향기치료를 했더니, 72.8%가 '완치에 가까운 증상 개선'을 보이는 등 대부분의 환자에게서 좋은 효과가 있었다"며 "이 같은 사실을 오는 5월 일본에서 개최되는 제49차 동양의학학술총회에 보고할 예정"이라고 말했다.

　향기요법은 집에서 혼자 시행할 수도 있다. 한의자연요법학회 박성은(서울 남대문로 진남한의원 원장) 부회장은 유칼립투스와 티트리 정유를 1 대 1로 혼합한 뒤 스포이드로 콧속에 한 방울 정도 떨어뜨리거나, 면봉에 발라 코 점막에 바르면 비염 증상이 즉시 호전된다고 설명한다.

박하유나 유칼립투스 정유 2~3방울을 김이 나는 뜨거운 물에 넣고 머리를 수건으로 덮은 뒤 눈을 감고 5~10분간 코로 깊이 숨을 들이마시는 것도 좋다고 한다.

코막힘이 심하면 콩기름 같은 식물성 기름에 박하유와 유칼립투스, 파인향 정유를 각각 3~4방울씩 떨어뜨려 섞은 다음, 목 뒷부분과 가슴, 발 등에 발라주면 된다. 티트리나 유칼립투스 오일을 가습기에 2~3방울 떨어뜨려 사용해도 좋다. 이때 사용되는 정유는 향기요법을 시행하는 한의원에서 구입할 수 있으며, 정유만을 판매하는 곳도 몇 군데 있다.

기, 꽃가루 등 항원물질이 코로 들어오면 금방 수독에 의해 콧물이 코로 넘쳐흐르게 된다.

이 같은 코 알레르기는 사상체질에 따라서도 여러 가지 차이를 갖고 있다.

태양인이나 태양성 소양인, 태양성 소음인은 대체로 폐 기능이 강하다. 이런 사람은 외부 자극을 심하게 받거나 음식 섭취에 문제가 있는 경우, 폐 기능이 더욱 강해지면서 면역기능에 이상을 초래하게 되어 비염이나 천식 등의 알레르기 증상이 나타난다.

태음인, 태음성 소양인, 태음성 소음인은 이와는 반대이다. 이들은 선천적으로 폐 기능이 약하다. 그러나 이 경우에도 먼지 등에 지나치게 노출되거나 적절한 건강관리를 하지 않을 경우 폐 기능이 정상 수준 이하로 약해지면서 알레르기 질환에 걸릴 위험이 높아진다.

이때 폐 기능이 너무 강해지는 것을 폐실증, 약한 것을 폐허증이라고 한다. 겉으로 보기에는 같은 증상의 알레르기 비염이라도 체질에 따라 정반대의 치료가 이루어진다.

즉 폐실증인 경우에는 지나치게 강해져 있는 폐 기능을 억제해주는 치료를 한다. 그러나 폐허증은 폐의 기능을 더욱 강화해 과민해진 면역기능을 정상으로 회복시키는 것이 급선무이다.

태음인은 간이 크고 폐가 작은 간대폐소(肝大肺小)형으로 간의 기능이 비교적 좋은 반면 폐 기능은 약하다. 상체가 발달한 대신 하체가 약하며 목이 굵고 배가 나온 고혈압형 체질이 태음인이다.

간 기능이 강하기 때문에 직장에서는 술 잘 마시는 사람으로 소문이 날 정도이고 실제로 술을 좋아하는 타입이 많다. 반면에 폐 기능이 약해서 알레르기성 비염이나 천식 등 호흡기 병이 많다. 비교적 몸이 뚱뚱하고 배가 나오고 얼굴이 검고 목이 짧고 굵은 사람이라면 태음인 체질일 확률이 높다.

태음인 체질의 알레르기에는 성질이 서늘한 음식이나 소화되기 쉬운 해물류, 보음하는 음식이나 동물성 단백질, 칼로리가 높은 음식—미역, 김, 배, 밤, 호두, 은행, 살구, 자두, 복숭아, 도라지, 연근, 호박, 더덕, 콩, 율무차 등—이 좋다. 태음인은 소청룡탕에 부자(附子) 등 더운 온성의 약을 넣는 것이 효과적이다.

알레르기성 비염을 예방하기 위해 코가 나쁜 직장인들은 사무실에서 담배 피우는 것을 삼가고, 다른 사람의 흡연도 본인에게 해가 되므로 사무실에 금연구역을 만든다. 담배를 피우지 않는 건강한 사람도 간접 흡연에 장기간 노출되거나 작업환경이 좋지 않으면 코 알레르기가 생길 가능성이 높다.

또한 계속되는 스트레스나 과음, 과로가 코의 점막을 붓게 하여 코막힘이나 콧물 증상을 더 악화시키므로 각별히 주의해야 한다. 평소 지나친 육식이나 과식을 하지 않도록 주의하고 운동, 사우나 등으로 땀을 자주 내는 것이 좋다.

## 4. 소양·소음·태양인 알레르기 비염의 원인과 치료

어떤 사람들이 코 알레르기를 앓을까? 다음의 체크 리스트 10가지를 통해 자신을 진단해보자.

- 콧물이 흐른다.
- 코가 자주 막힌다.
- 재채기를 수시로 한다.
- 코 주변이 자주 가렵다.
- 눈 주위, 얼굴, 목 등이 가려워 재채기나 기침을 계속

한다.
- 갑자기 추워지거나 뜨거운 음식을 먹으면 콧물이 흐른다.
- 감기에 자주 걸린다.
- 신경이 예민해 신경질이 많은 편이다.
- 집중력이 떨어진다.
- 오후가 되면 산소 부족으로 하품이 나고 권태감이 온다.

다른 질병과 마찬가지로, 한방에서는 알레르기 비염을 치료하기 전에 먼저 환자의 체질을 파악하는 것을 치료의 으뜸으로 꼽고 있다. 체질을 알아야만 코 알레르기 증상의 원인이나 경로, 치료법을 섬세하게 파악할 수 있는 것이다.

소양인은 주로 콧물보다 코가 막혀 괴로운데 이는 소양인의 체질이 상체에 열이 많이 쏠려 있는 형국이기 때문이다. 소양인은 위가 크고 신장이 작은 비대신소(脾大腎小)형으로, 소화 기능은 좋으나 콩팥 기능이 약해 부종과 요통 등이 많은 것이 특징이다. 한방으로 약을 쓰자면 소양인에게는 소청룡탕에 찬약인 냉성 약을 쓰면 된다.

소음인은 신대비소(腎大脾小)형으로 콩팥 기능은 좋으나, 소화기가 약해 위무력증이나 위하수, 소화불량 등이 많다.

몸이 조금만 차가운 느낌이 들어도 금세 재채기나 콧물이 흘러나오는 체질이다. 소음인은 항상 따뜻한 성질의 음식이나 신열성 조미료를 쓰는 것이 건강에 좋다. 또 소청룡탕에 몸을 심지부터 따뜻하게 해주는 열약인 부자를 넣어 쓰면 탁월한 효과를 볼 수 있다.

평소의 식습관도 이에 못지않게 중요하다. 한방에서는 약식동원이란 말이 있다. 음식이 건강에 미치는 중요함을 말하는 것으로 약과 음식이 동일하니 음식을 잘 섭취하라는 의미이다.

알레르기 비염 환자에게도 체질에 따라 좋은 음식과 해로운 음식이 달리 있으며, 근본적인 치료를 위해서는 자신의 체질을 잘 파악해 알맞는 약을 쓰는 것이 필수적이다.

소양인은 비위에 열이 많은 체질이기 때문에 성질이 서늘한 음식이나 소화되기 쉬운 해물류가 좋고, 음허하기 쉽기 때문에 보음하는 음식이 좋다. 반면에 소음인은 소화기 기능이 약하여 너무 기름진 음식이나 냉랭한 음식은 설사를 유발하기 쉬우므로 피해야 한다.

태양인은 기운이 위로 상승하기 쉬운 체질이므로 기운이 맑고 평탄한 성실을 갖는다. 따라서 맛이 담백하여 쉽게 소화 흡수되고 배설되어 기운을 가라앉히는 음식이 좋고, 보간생음하는 음식으로 지방질이 적은 해물류나 채소류를 먹는 것이 좋다.

 알레르기 치료 역시 꾸준한 관리와 알맞은 치료가 가장 중요하며, 알레르기에 강한 체질로 바꾸는 노력, 즉 신체·자율신경·정신력 3가지를 단련하는 것이 필요하다.

**칼럼 특진**

# 아토피 99.9% 완치에 도전한다

국민일보

아토피성 피부염은 연령에 따라 유아기, 소아기(아동기), 사춘기, 성인기로 뚜렷이 구분되는 3단계의 임상기를 거친다.

이 중 사춘기와 성인기 아토피성 피부염은 주로 가려움증이 많고 발진이 주증상으로 나타나는 것이 특징이며, 피부가 서로 닿는 부위인 목과 얼굴, 손에도 증상이 많이 나타난다.

아토피성 피부염은 정확한 원인이 밝혀져 있지 않아 적절한 치료방법이 없다. 주로 부신피질 호르몬제인 스테로이드제나 항히스타민제를 사용하는 경우가 많은데 근본적인 치료가 쉽지 않다. 특히 스테로이드제는 증상완화 효과는 좋지만 계속 사용하면 피부가 얇아져 혈관이 보이기도 하고 털이 나거나 피부가 거무스름해지면서 딱딱해지는 경우 등 부작용이 심해서 문제가 된다. 함부로 복용했을 때는 키가 자라지 않고 얼굴이 달덩이처럼 둥글고 가슴과 배가 붓는 증세가 나타나기도 한다.

10~20세의 사춘기 때 나타나는 성인기 아토피성 피부염은 여자에게 많이 발생하여 가려움도 문제지만 미용상 큰 고민거리가 아닐 수 없다. 알레르기 반응과도 밀접한 관계가 있어 불안이나 공포, 긴

장 등이 상태를 악화시키거나 치료를 지연시킨다.

아토피성 피부염은 확실한 원인도 모르는 가운데 정신적 스트레스 요인까지 더해져 치료가 더욱 힘든 피부병이다. 현재로선 완치법보다는 증상별로 대처하는 대증요법에 기댈 수밖에 없는 실정이다.

모든 병은 치료보다 예방이 중요하다. 따라서 아토피성 피부염 환자들은 가능하면 일상생활에서 증상을 더욱 악화시킬 수 있는 위험인자를 피하는 섭생에 관심을 가져야 한다. 이러한 노력에다 실내 공기를 따뜻하고 건조한 상태로 유지하면 이 질병의 발생을 억제할 수 있다.

또 잦은 목욕은 피부상태를 건조하게 하므로 되도록 삼가고, 주변 환경에서 이 질환을 악화시키는 원인물질(항원)을 알아내어 접촉하지 않도록 주의해야 한다. 자신이 어떤 음식을 먹거나 또는 접촉한 상태에서 가려움증이 더 심해졌다면 스스로 그 음식의 섭취나 접촉을 삼가는 것도 한 방법이다.

# 2

# 여성 냉증과 알레르기성 비염

# 1. 여름 감기와 미인의 상관관계

한 번씩 계절이 바뀔 때마다 한방 병원에서도 가장 눈에 띄게 늘어나는 것이 감기 환자이다. 그 감기 증상을 호소하는 환자들 가운데서도 미인형이 적잖게 눈에 띈다.

대체로 조금 마른 듯한 체형에 멋있고 지적인 타입의 여성들은 비슷한 증상을 앓고 있는 경우가 많다. 특히 얼굴이 희고 이목구비가 잘 정돈된 미인들인데, 아무런 사심을 갖지 않더라도 무심코 한 번쯤 더 얼굴을 쳐다보게 만들 만한 그런 매력적인 외모가 특징이다.

재미있는 점은 이러한 환자들이 지닌 건강상 공통점이다. 신기하게도 이들은 진찰을 해보면 한결같이 추위를 잘 타고 기온의 변화에 민감한 코를 가졌다.

호소하는 증상도 다들 비슷하다. 조금만 차가운 곳에 앉거나 찬물, 찬 공기 등 차가운 것을 만지기만 해도 코에 민감한 반응이 일어난다.

시도때도 없이 콧물과 재채기가 터져나온다. 그래서 평소에 커피나 유자차 등 따뜻한 종류의 차를 즐기며, 콜라나 사이다와 같은 청량음료나 냉수 등 차가운 음료수는 꺼

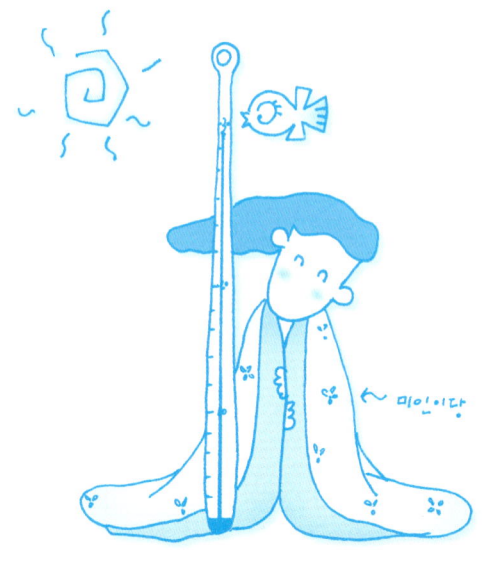

린다.

성격적으로는 신경이 예민하고 깨끗한 것을 좋아한다.

얼마 전 병원으로 찾아온 45세 정도의 부인 K씨가 꼭 그런 경우이다. K씨는 여름 내내 감기가 코에서 떠날 날이 없어 언제나 여름이 두렵기만 하다.

손발과 배가 늘 차고 냉하며 배에서는 간혹 출렁거리는 물소리 같은 것도 들린다. 찬물에 손만 닿아도 어김없이 재채기가 터져나오고 맑은 콧물이 흐르는 통에 항상 손에서 화장지가 떠날 날이 없다고 한다.

언제 어디에 있더라도 보통 고역이 아니다. 자동차를 탈 때도 에어컨을 틀면 콧물과 재채기가 심해지기 때문에 아무리 찌는 삼복 더위 속이라도 에어컨 한 번 제대로 틀어보지 못할 정도이다.

심지어 섭씨 30도가 넘는 더위에도 최소한 얇은 내의는 입어야 무사히 지낼 수 있으니 그 고통과 불편이 얼마나 클지 듣기만 해도 딱할 지경이었다.

한의학에서는 이러한 사람은 '냉증 체질'로 진단한다. 환절기마다 거의 습관적이라 할 만큼 갖가지 비염 증상에 시달리는 것도 따지고 보면 냉증 체질에서 비롯된 것으로 볼 수 있다.

흔히들 개도 걸리지 않는다는 여름 감기도 알고 보면 결국 이 같은 냉증 체질에서 시작된 것일 수 있다.

여름이 괴로운 미인들이여, 냉증 체질부터 우선 바꿔보자.

## 2. 20대 미녀 P씨의 고민

29세 직장 여성 P씨는 누가 봐도 눈길이 쏠릴 만큼 화사한 미모를 지녔다. 그러나 그렇듯 감탄의 눈길을 받으며 살아가는 그녀도 남모르는 콤플렉스에 고민이 이만저만 아니다. 여고를 졸업하던 무렵부터 환절기만 되면 콧물과 발작적인 재채기가 연속적으로 일어나는 증세가 나타난 것이다.

　남들이 보기에는 대수롭지 않을지 모르지만 정작 철마다 겪는 본인의 고충이나 불편은 그녀를 힘빠지게 했다. 환절기마다 콧물을 흘리며 재채기를 연발하는 여성, 사실상 옆 사람까지 안타깝게 할 만큼 고통스런 노릇이다.

　진찰한 결과 그녀의 증세는 냉증 체질에서 비롯된 비염이었다. 이 경우 겉으로 드러난 비염 증상만 치료해서는 병의 뿌리를 남겨둔 채 이파리만 잘라내는 격이다. 그 당시에는 낫는 듯하다가 또다시 환절기가 돌아오면 어김없이 재발한다.

　따라서 비염의 뿌리인 냉증 체질을 개선하는 치료를 병행해야 원천적으로 재발을 막을 수 있다. 이것을 소홀히 한 탓에 냉증 타입의 여성들 중에는 생리불순, 생리통, 요통, 저혈압 등 다른 합병증 때문에 고생하는 경우도 흔하다.

　P씨의 사례는 사실상 일반적인 예이다. 조사에 의하면 코 알레르기로 괴로워하는 환자들을 진찰한 결과 그들 중 80% 이상이 냉증을 갖고 있으며, 그 때문에 알레르기 비염이 동반된 것으로 밝혀졌다. 즉 냉증인 여성은 코 알레르기에 걸릴 확률이 높다는 얘기이다.

　그럼 냉증은 어떤 여성들에게 잘 걸릴까? 진료 경험에 따르면 좀 마른 체형에 지적으로 생긴 여성들, 특히 얼굴이

하얗고 정돈된 미인형이 많다.

왜 굳이 마른 체형인가? 그것은 뚱뚱한 체형일 경우 지방이 많아 비교적 추위에 강한 편이지만, 좀 마른 타입은 지방이 적어 추위를 잘 타고 그만큼 냉증에 걸리기도 쉽다. 추위에 약한데다 감기에도 자주 걸리며, 항상 따뜻하게 난방이 된 곳만을 쫓아다니고 차가운 곳은 절대 가지 않으려고 하는 경향이 많다. 마실 것도 차가운 음료는 싫어하며 따뜻한 차를 선호한다.

또한 이런 냉증 여성의 몸에 손을 대보면 아주 차갑게 느껴진다. 생리를 할 때 배가 많이 아프거나 허리 통증을 많이 느끼는 것도 냉증 때문이다. 기혼자인 경우 유산이나 조산을 자주 하는 경향도 있다. 저혈압도 많아 아침에 일어나기 힘들고 저녁에는 늦게까지 깨어 있는 야행성 습관을 보이기도 한다.

만약 자신이 이런 유형에 속한다면, 평소에도 모든 일에 신경 써서 몸관리를 제대로 해야 한다. 우선 이런 유형의 여성들에게는 캐시미어로 된 옷이 잘 어울린다. 체질은 정직하므로 캐시미어같이 보온 효과가 큰 의상들이 키가 크고 마른 형의 여성들에게 적절하다.

한방 치료법으로는 여성 냉증 환자의 알레르기성 비염 치료에 소청룡탕을 쓴다. 이것은 마황·작약·말린 생강·오

**칼럼 특진**

## 여드름, 변비·생리불순 탓

국민일보

여드름은 사춘기의 대표적 피부질환으로 젊은 여성의 경우 여드름 때문에 마음의 부담을 갖고 고민하는 사람이 많다. 우리 나라의 경우 정도의 차이는 있지만 사춘기에 접어든 남녀의 약 90%가 여드름을 경험하는 것으로 조사돼 있다.

여드름은 호르몬의 영향으로 피부 분비물이 증대돼 발생하며 피부가 얇은 얼굴에 염증으로 나타난다. 여드름이 생기면 피부를 청결케 하고 손으로 짜거나 뜯어내지 않도록 주의한다. 너무 오래 방치되어도 그 자리에 지방이 굳어 자국이 남으니 적당한 시간이 지난 뒤 짜내는 것이 좋다.

한방에서 여드름은 생리불순, 변비, 음식과 체내의 독소에 의해 발생하는 것으로 보고 처방한다. 그 증상과 체질에 따라 치료약을 선택하는데 계지복령환(桂枝茯笭丸)은 생리불순이 있으면서 머리가 어지럽고 눈이 침침하거나 여드름이 검붉은 여성에게 권하고 있다.

당귀작약산(當歸芍藥散)은 빈혈이 있고 몸이 차가우며 머리가 어지럽고 여드름 부위가 뜨겁게 느껴지는 환자에게 적합하다. 청상방풍탕(淸上防風湯)은 체력이 비교적 건실하고 머리가 어지러우며 여드름이 빨갛게 충혈되는 경우, 또는 머리에 비듬이 많고 습진이 생긴 사람에게 처방한다.

여드름은 약물 치료도 중요하지만 관리가 특히 중요하다. 여드름이 있는 사람은 얼굴을 깨끗이 씻고 피부를 청결히 해야 하지만 피부를 너무 자주 씻을 경우 피부를 보호하는 피지막이 벗겨져서 무방비 상태가 되므로 조심해야 한다.

변비가 있는 사람은 특히 여드름 치료에 어려움이 있으므로 변비를 치료하는 데 최선을 다해야 한다. 여드름이 있는 청소년은 적당히 운동을 하면 정신적인 안정을 취할 수 있기 때문에 규칙적으로 운동하는 것이 필요하다.

기름기 많은 음식과 기름에 튀긴 음식, 초콜릿, 계란, 커피, 코코아 등은 섭취를 피해야 한다. 여드름 치료에 좋은 음식은 야채와 과일이므로 육식보다 이를 많이 섭취하는 것이 바람직하다.

미자·감초 등으로 조제한 한약으로 몸을 따뜻하게 해주는 데 효과가 탁월하다. 거기에다 부자나 목련꽃 봉오리인 신이화 등을 첨가하면 보다 큰 효과를 볼 수 있다.

P씨도 알레르기 비염약을 약 4개월 정도 복용하자 10년 이상 시달려온 지긋지긋한 증상에서부터 마침내 해방되었다. 알레르기 비염은 물론 손발이 찬 냉증도 완전히 가시게 되었다며 진작에 치료받지 않은 것을 후회할 정도였다.

이렇듯 한방 치료를 이용할 경우, 자신의 증상과 약이 잘 맞기만 하면 당장의 병 증세는 물론 몸 전체가 좋아지는 효과를 직접 확인할 수 있다.

## 3. S양은 재채기의 여왕?

여름철이 괴로운 은행원 S양. 남들은 냉방이 완벽한 은행에서 근무하는 그녀를 무척이나 부러워하지만 본인은 여름만 되면 오히려 휴직계라도 내고 싶을 만큼 괴롭다.

그 '확실한 냉방'이 오히려 그녀에게는 병을 안겨주기 때문이다. 강력하게 틀어대는 에어컨 때문에 실내 공기가 심하게 냉한 상태라, 근무시간은 물론 퇴근한 이후에도 줄곧 콧물이 흐르고 재채기가 터져나와 여간 민망스럽지 않다는 것이다.

이러한 고민은 남자라고 예외는 아니다. 제법 규모 있는 한 무역회사 중역인 P씨도 최근 그와 비슷한 이유로 병원을 찾았다. 평소 미국 등 해외 장거리 출장이 많은데, 특히 비행기만 타면 기내 공기가 냉랭해 곧잘 콧물과 발작적인 재채기를 겪는다고 한다. 깨끗하게 차려입은 의상과 중후한 외모와는 달리 이런 증상들이 계속 나타나면 불편하고 짜증스러운 것은 물론, 옆좌석에 앉은 승객에게까지 실례를 하게 마련이었다.

알레르기성 비염은 남녀 구분이 없다. 평소 몸이 냉한 사람이라면 특히 에어컨과 선풍기의 찬 공기에 노출될 때 금세 민감한 반응을 보인다. 심지어 찬물조차 마시기 두려울 만큼 차가운 성질의 것에 예민한 체질이다.

따라서 가장 먼저 주의해야 할 사항도 바로 지나치게 차가운 환경을 피하는 것이다. 아무리 더운 여름이라도 찬물을 너무 많이 마시지 않도록 하고, 찬물 샤워도 삼가야 한다.

이런 타입의 여성들은 특히 몸을 따뜻하게 해줘야 한다.

몸의 기운을 따뜻하게 데워주는 온성식품으로 밤, 사과, 연근, 무, 생강, 토란 등을 자주 이용하는 것이 좋다.

반면에 피해야 할 식품도 있다. 바나나, 배, 감, 콜라, 주스류, 케이크 등 비교적 찬 성질의 식품은 냉증 체질의 여성들에게 좋지 않다.

한방식 목욕법도 함께 이용하는 것이 좋다. 진피나 당귀, 천궁 등 온성 한약재로 만든 입욕제를 사용해 매일 저녁 목욕하면 몸을 따뜻하게 해줄 수 있다.

냉증이 심한 사람인 경우에는 음식도 자신의 체질을 고려해 먹도록 한다. 특히 몸을 따뜻하게 하는 작용이 강한 향신료를 듬뿍 넣어 음식을 조리하거나 그러한 메뉴를 찾아 먹는 것이 좋다. 김치나 마늘, 양파 등이 대표적인 예라고 할 수 있다.

한방에서 보면 이러한 환자들의 대부분은 소음인 체질이다. 소음인은 몸이 냉하다. 한약으로 냉증과 알레르기 비염을 동시에 다스리고자 할 경우 영지라는 한약을 달여 상시 복용하면 증상을 완화시킬 수 있다. 찬 실내에서도 견딜 수 있으며 찬물 목욕을 해도 콧물, 재채기가 많이 나지 않을 정도에까지 이른다.

영지를 달일 때 감초나 대추 등을 같이 넣어 끓여도 좋다. 영지, 감초, 대추는 모두 항알레르기 작용을 하는 성질이 있다. 서울 경동시장의 건재약국이나 백화점, 슈퍼 등에서도 손쉽게 구할 수 있는 이들 한약재로 약을 지어 먹으면 부작용이 없는 것은 물론, 냉증의 뿌리까지 무리없이 다스릴 수 있다.

## 4. 호리호리한 미인에게 냉증 체질이 많다?

어머니나 할머니에 대한 어렸을 적 기억을 떠올려보면, 머리에 끈을 두르고 두통을 참으며 억척스레 집안일을 하시던 모습이 먼저 그려진다. 두통뿐 아니라 날씨가 흐린 날이면 온몸이 뻐근하다며 팔다리를 자근자근 주무르시기도 하고, 비록 두드러진 큰병은 없었어도 항상 잔병을 달고 다니셨다.

대가족의 뒷바라지를 해야 하는 심신의 노동 속에서 옛날의 어머니들이라면 누구나 흔히 겪었을 법한 광경이다.

산더미 같은 가사 노동이 기다리고 있지 않았더라도 원래 여성은 신체적 구조가 남성과 달라 여성 고유의 질병까지 짊어지고 있는 존재이다.

그 중에서도 냉증과 알레르기 비염에 관해 말하자면, 이것 역시 여성의 생리적 특성 때문에 발병하는 경우가 적지 않다. 특히 마른 체형의 여성들은 몸이 차갑거나, 그로 인해 알레르기 비염 증상을 앓는 경우가 많다.

사실상 이런 이야기를 들려주면 많은 사람들은 되묻는다. 몸이 찬 것과 알레르기 비염이 무슨 상관이 있는지 잘 이해하기 어렵다는 것이다. 그 상관관계는 이렇게 설명될 수 있다.

일단 통계상으로만 봐도 알레르기 비염을 앓아 콧물이나 재채기로 고생하는 여성 중 80% 정도는 냉증 환자이다. 서양에서는 냉증이라는 의학 용어가 없지만 한의학에서는 일반적으로 쓰이는 말로, 그만큼 냉증 환자가 많다는 얘기이다.

따라서 평소에 손발이 얼음같이 차다, 배가 냉하다, 무릎이 차다, 허리가 시리다, 몸이 얼음 같다는 등의 증상을 호소하는 환자들은 아무리 현대의학에 도움을 구해봐야 그곳에서는 냉증이라는 개념 자체가 없기 때문에 어떠한 치료법도 얻을 수가 없다. 여성 냉증은 아직 한방에서만 진지하게 다루고 있는 부분이다.

냉증이 여성에게 많고, 그 중에서도 특히 알레르기 비염을 앓는 여성 냉증 환자들이 많은 이유도 앞에서 말한 '손발이 얼음장 같고, 배가 냉하며, 무릎이 차다'는 등의 증상과 무관하지 않다. 몸이 냉한 여성은 몸이 차서 온도 변화에 적응하기가 어렵기 때문에 이 같은 주위의 온도 변화와의 마찰로 민감하게 반응하는 것이다.

냉증으로 고생하기 쉬운 유형의 여성은 따로 있다. 물론 완벽한 기준이라고 말할 수는 없으나, 대체로 좀 마른 체형의 깔끔한 성격, 지성적 여성에게 많이 생긴다. 물론 남성들의 경우에도 통용되는 얘기이다. 특히 얼굴이 하얗고 이목구비가 조화로운 미인형 가운데 많으며, 추위에 약하고 자주 감기에 걸리는 것이 특징이다.

이들은 따뜻한 온돌, 아랫목 등 난방이 잘 된 곳을 좋아하고 공기가 서늘하거나 찬 곳은 아주 싫어한다. 몸에 손을 대보면 언제나 얼음처럼 차며, 마시는 음료도 주로 따뜻한 차 종류이다. 시원한 주스 등의 음료에는 손도 대지 않으려 든다. 몸이 다소 마른 영향도 있겠지만, 외모상 모피 코트가 잘 어울리며 실제로도 그것이 그들의 건강상 도움이 된다.

만약 발작적인 재채기나 코막힘으로 고생하는 사람이라면 이러한 '응급처치법'을 이용해도 좋다. 가장 간편한 재채기 예방법은 섭씨 45도쯤 되는 따뜻한 물수건으로 코를 덮어주면 재채기가 쉽게 가라앉는다.

　코막힘이 나타날 때는 지압을 이용해 코 양쪽 날개 부위의 '영향'이라는 혈과 인당과 수구를 자극하면 그 즉시 효과를 볼 수 있다. 코가 막히면 말을 할 때 공명 현상이 없어져 코맹맹이 소리가 난다. 만성염으로 오래가는 코맹맹이 소리는 영향과 인당혈에 침을 맞는다든지, 손가락 지압이나 수세미차를 끓여 마시면 대부분 좋아진다.

## 5. 수독체질과 비염과 다이어트

　알레르기 비염의 불편은 시도때도 없이 나타난다. 아침에 눈을 뜨면서부터 재채기나 콧물을 쏟아놓기 시작한다. 여성의 경우, 전체 알레르기 비염 환자 10명 중 8명은 대개 여성 냉증을 갖고 있기도 하다.

　이것을 치료하려면 약물요법뿐 아니라 평소 일상생활 속에서의 세심한 건강관리도 필수적이다. 먹는 것, 마시는 것, 자는 법, 씻는 법 등 매사에 조심해야 한다.

우선 식생활에 대해 말하면, 따뜻한 성질을 가진 온성식품을 매일 먹고 냉성식품은 가능한 한 삼가는 것이 좋다.

차가운 몸을 따뜻하게 해주는 데는 온수 목욕도 도움이 된다. 날씨가 쌀쌀하고 기온 차이가 많을 때는 귤껍질이나 당귀, 천궁 등의 한방 온약을 이용한 목욕을 권한다. 이러한 방법으로 목욕을 자주 하면 몸이 따뜻해지고 감기에도 잘 걸리지 않으며 코 알레르기도 한결 완화된다.

평소에도 주의해야 할 사항은 발목을 항상 따뜻하게 해야 한다는 것이다. 옛말에 감기가 싫거든 머리는 차게 하고 발은 따뜻하게 하라는 말이 있다.

한의학에서 인체를 살펴보면 무릎 아래쪽 다리 부분에는 삼음교, 태충 등 주로 코에 관한 질병을 치료하는 경혈이 있다. 원래 다리는 심장과 가장 멀리 떨어져 있기 때문에 발과 다리를 따뜻하게 하면 다리의 혈액순환이 원활하게 되는 것은 물론이고, 신진대사가 좋아져 코 점막의 부기도 빠지고 자율신경의 활동도 좋아진다. 결국 몸을 따뜻하게 하는 효과를 보는 것이다.

다리를 따뜻하게 하려면 물통에 따뜻한 물을 가득 채우고 뜨거운 물을 계속 부어준다. 좀더 정성을 들인다면 쑥이나 귤껍질을 달여 넣는 것이 좋다. 발 담그기가 끝난 뒤에는 두꺼운 양말을 신어서 따뜻한 기운을 빼앗기지 않도록 한다.

대개 몸이 마른 체형의 여성들에게 냉증형 알레르기 비염이 많지만, 드물게 살이 찐 여성들에게도 손발이 찬 알레르기 비염이 나타나기도 한다.

이런 타입의 환자에게도 소청룡탕을 처방한다. 그 약효가 식욕을 억제하고 수독의 수분을 땀과 변으로 원활히 나오게 함으로써 몸의 체중도 감소시키는 효과를 가져온다. 그야말로 일거양득의 치료법인 셈이다. 알레르기 비염 치료를 위해 약을 복용했다가 한 달 만에 약 3~5kg까지 체중감량 효과를 본 여성도 많이 있다.

한방의 여성 알레르기 비염 치료법은 이처럼 소청룡탕을 복용하는 것 외에도 몸을 따뜻하게 해주는 성질의 부자를 넣은 마황부자세신탕의 온성약을 쓰는 방법이 있다. 이렇게 하면 몸이 따뜻해지고 혈행이 좋아지며 콧물, 재채기도 금방 멈추게 된다.

몸을 심지부터 따뜻하게 하는 한약이 큰 효과를 보이는 것도 결국 코 알레르기가 냉증 여성에게 많다는 것을 입증하는 근거이다.

여성 냉증에는 몸을 따뜻하게 하는 향신료를 많이 사용한 음식이 좋고, 특히 김치는 우리들의 독특한 환경에서 생긴 냉증을 막는 생활의 지혜를 함께 엿보게 한다.

따뜻한 약을 복용하면 콧물, 재채기 등의 코 증상은 물론이고 생리통, 손발 냉증, 허리 통증, 냉대하 등의 증상도 좋아진다. 이는 냉증과 알레르기 비염의 상관관계를 말해주는 또 하나의 증거이다.

**칼럼 특진**

# 알레르기

국민일보

대기오염 등 공해로 인한 알레르기성 질환이 늘고 있다. 전체 인구의 15~20%가 이 때문에 고통받고 있을 것이라고 의학계는 추정하고 있다.

그리스어로 '이상한 반응'이란 뜻을 가진 알레르기라는 말은 지금으로부터 약 900년 전인 1906년 오스트리아의 소아과 의사 C. V. 비루게가 제창했다.

인체는 이물질(異物質)이 들어오면 일단 배제하려고 하는 반응을 보인다. 이를 '면역반응'이라고 한다. 알레르기란 이 면역반응이 과도하게 일어나 병적인 증상을 유발하는 경우를 말한다. 다시 말하자면 어떤 외부 물질, 또는 자극에 대한 우리 신체의 과민반응이 바로 알레르기란 말이다.

알레르기는 건강한 사람일수록 더 크게 나타난다. 몸속에 들어온 나쁜 물질에 대해 '몸에 나쁜 물질이 들어왔다'고 가르쳐주는 반응을 즉각적으로 나타내기 때문이다.

일반적으로 면역과 알레르기를 자유롭게 확대 해석해 사용하기 때문에 이를 굳이 엄격하게 구별하는 것은 위험하다. 물론 이물질과의 접촉이 반복되면서 어떤 반응을 보이는가에 따라서 면역과 알레르기는 분명하게 구별된다. 면역은 두 번째 접촉부터는 과잉반응이 없어지든지 약해지지만 알레르기는 접촉이 반복될수록 점점 더 민감해지고 커지기 때문이다.

알레르기 질환은 전반적으로 증상이 나타나는 부위에 따라 병명이 붙여진다. 예컨대 콧물 등 코의 이상을 말하는 알레르기성 비염을 비롯해 눈이 가렵고 충혈되는 알레르기성 결막염, 기침이나 쌕쌕거림, 호흡 곤란 등이 유발되는 기관지 천식, 피부가 가렵고 빨갛게 부풀어오르는 아토피성 피부염 등이 대표적인 예이다.

최근에는 각종 공해의 심화로 단순 감기처럼 보이는 알레르기 증상을 호소하는 환자가 늘고 있으므로 주의가 필요하다. 이들 질환을 일으키는 원인은 많지만, 그 중 집먼지와 꽃가루가 가장 흔하다. 알레르기 반응은 특히 코와 눈, 그리고 목과 피부에 가장 많이 나타나고 있다.

# 3

## 어린이
## 코 알레르기

# 1. 코 알레르기, 아이의 성격과 얼굴까지 바꿔놨어요!

가족 중에 질병을 앓는 사람이 있으면 금세 그 가족은 그 병에 통달한 박사가 된다. 그 중에서도 자신의 배우자가 심각한 병을 앓거나 어린 자녀가 고생하는 경우, 거의 웬만한 의사 못지않은 의학 상식으로 무장하게 되는 것이 '가족' 이다. 특히 자녀에 대한 주부들의 애착과 희생은 그 누구도 따를 수 없을 것이다.

얼마 전 초등학교에 다니는 아들의 손을 잡고 병원을 찾은 30대 주부 L씨도 그 중 한 사람이다. 문진을 시작하고 보니 거의 코 박사가 다 되어 있었다.

아들의 알레르기성 비염을 치료하는 과정에서 얻게 된 상식이 그만큼 많았다. 잘못된 정보로 많은 고생을 겪기도 했고, 그러한 가운데 가장 현실적이고도 중요한 정보들을 스스로 축적하게 된 것이다. 그 해박한 지식 속에서 자식에 대한 부모의 사랑이 얼마나 절대적이고 위대한 것인지 새삼 실감했다.

L씨가 아들 때문에 치른 마음고생이나 그 아들의 고통은

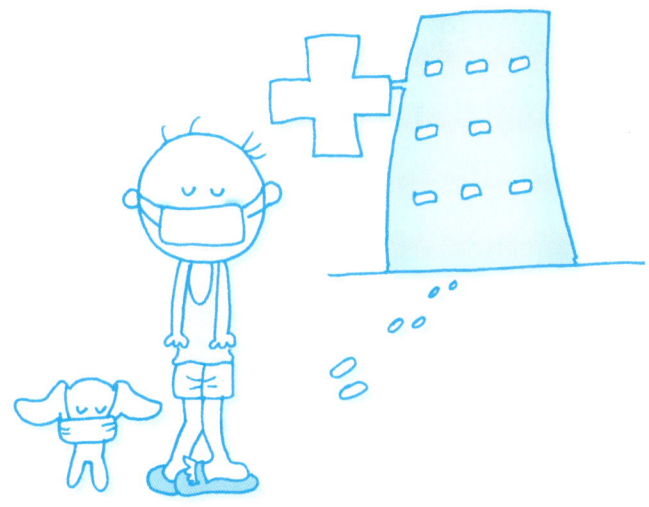

 이루 말할 수 없을 정도였다. 그 꼬마는 생후 3~4개월 무렵 심한 태열로 고생했는데, 다섯 살이 되어 병원을 찾았을 때 알레르기성 비염이라는 진단을 받았다.

 그후 한 번도 감기에서 해방돼본 적이 없었다고 한다. 항상 감기를 달고 사는데다 한 번 걸렸다 하면 고열이 심해 1년에 서너 번은 입원하는 것이 마치 연례행사와도 같았다. 그 와중에 알레르기 비염이 온 것이다.

 처음에는 아이의 나이가 어리기 때문에 전문적인 치료가 불가능하다고 해서 1년간 증상을 완화시키는 치료만 받아왔다. 하지만 아이의 비염은 점점 심각한 상태로 악화되기 시작했다. 마치 우는 것처럼 눈물이 줄줄 흐르고, 코가 몹시 가렵다고 호소하기 시작했다. 뿐만 아니라 수시로 흘러내리는 맑은 콧물을 닦아내기에 바빴고, 나중에는 코 아래 피부가 헐기까지 해서 고통스러움을 못 견뎌했다. 유치원을 다니기도 힘들 정도였는데, 눈 주변이 퍼렇게 되어 얼핏 보면 마치 안경을 쓴 것처럼 보이기도 했다.

그 정확한 원인을 밝히기 위해 정밀 스킨 테스트를 받았다. 약 40가지 종류의 실험이 이루어졌는데, 결국 이 꼬마의 알레르기 비염의 직접적 원인은 집 진드기와 집먼지 때문인 것으로 밝혀졌다.

8주간 일주일에 한 번씩 주사를 맞고 매일 알약과 코에 약을 흡입하는 등 집중적으로 치료를 받으면서 처음에는 다소 증상이 호전되는 듯했다. 그러나 얼마 지나지 않아 다시 재발하는 바람에 L씨 모자의 낙담은 이루 말할 수 없었다.

약물치료를 할 때 스테로이드와 항히스타민 제제를 써서 그런지 생각지 못한 부작용도 겪었다. 현재 초등학교 2학년인 아들은 달처럼 얼굴이 동그랗게 되고 어깨 부위까지 둥글게 되어 정신적으로도 심한 콤플렉스와 스트레스를 받았다.

이 부작용은 약물치료가 계속될수록 끊임없이 나타나서 결국 치료법을 바꿔야겠다는 결론에 이르게 되었다.

일주일에 한 번씩 주사를 맞으러 병원에 가는 것도 보통 일이 아니고 매일 약을 챙겨 먹이는 것도 쉽지 않아 한의원을 찾았다는 L씨. 그 꼬마뿐 아니라 어머니인 L씨도 많이 지쳐 있었다. 아마 지금 이 순간에도 L씨 모자와 똑같은 경험을 고스란히 반복하고 있을 환자들은 없을까. 참으로 안타까운 일이다. 이런 가족들이야말로 한의학의 도움이 절실히 필요할 텐데…….

이 L씨 아들의 비염이 어떻게 나았는가는 다음에 자세히 알려주겠다.

## 2. 한방에서 보는 코 알레르기의 원인

생후 3개월 때부터 초등학교 2학년인 현재까지 소아과 병원을 안방처럼 드나들어야 했던 주부 L씨와 그녀의 아들 M군. M군은 온몸에 심한 태열을 앓은 뒤 만성 감기 환자가 됐고, 다섯 살부터는 알레르기 비염까지 달고 다니게 됐다. 특히 성인도 아닌 어린이의 체력으로 수시로 흐르는 콧물,

눈물, 재채기 등에 오랫동안 시달려왔고, 집 진드기와 집먼지가 비염의 원인이 됐다는 병원의 테스트 결과에 따라 약물치료를 받아왔다.

그러나 처음에는 증상이 좀 나아지는 듯하다가 계속된 재발로 별 효과를 거둘 수가 없었다. 이러다가 평생 병원에 다녀야 하는 것은 아닌가 하는 불안한 마음마저 들게 되었다.

특히 스테로이드와 항히스타민 제제가 사용된 약물요법은 M군에게 심각한 부작용을 가져왔다. 이 때문에 예기치 않은 심리적 장애가 나타나기 시작하자 결국 치료법을 바꿔야겠다는 절박한 심정으로 한의사를 찾게 된 것이다.

알레르기 비염에 대한 양방의 치료는 얼마나 효과적일까? 실제로 L씨 모자의 경험과 비슷한 고통을 겪고 있는 환자들이 많으며, 따라서 보다 근원적이고 재발 없는 치료법에 대한 요구가 이들에게는 절실하다.

오랫동안 서양 현대의학으로 치료를 받은 뒤 지칠 대로 지쳐 한방 병원까지 이른 M군을 처음 진료했을 때 이 아이는 알레르기성 피부염과 비염 증상을 모두 보이고 있었다. 코도 몹시 부어 있고 장기적인 약물치료로 인해 얼굴 피부도 몹시 예민해져 있었다.

한의학에서는 알레르기 비염의 원인을 보통 세 가지로 나눈다.

첫째, 폐의 기가 허해 바람과 찬 기운이 들어와 폐의 기가 발산하는 능력이 저하되면서 코에 장애가 나타나는 경우이다.

그 증상은 주로 코가 몹시 가렵고 재채기가 연달아 나며 맑은 콧물이 나오고 후각이 둔해지고 코 점막에 부종이 있다.

이때 치료방법은 폐의 기운을 덥게 보하고 바람과 찬 기운을 몰아내 흐트러뜨린다.

둘째는 폐와 비장의 기가 허해 노폐물이 오랫동안 코에 쌓여 발병하는 경우이다.

주된 증상은 코가 막히고 더부룩하고 콧물은 말갛거나 끈적거리며 흰 것이 특징이다. 역시 후각이 감퇴되고 코 점막이 창백하거나 부어오르며 온몸이 나른하고 어지럼증을 느끼게 된다. 숨이 차거나 뭘 먹어도 소화가 잘 되지 않는다. 이때는 비장을 튼튼하게 하고 기를 돋우며 폐를 보하는 치료를 한다.

셋째, 신장의 기운이 허한 것으로 만성 알레르기 비염 환자에게 많이 나타난다.

이것은 신기가 부족하고 폐가 따뜻한 기운을 잃어버렸을 때 생기는데, 폐와 신장을 따뜻하게 보해야 한다.

이 중 L씨의 아들 M군은 폐가 허해 생긴 알레르기성 비염이었다. 대개 알레르기 비염을 치료하는 데는 소청룡탕이라는 한약 처방과 함께 코의 부종을 가라앉혀주는 레이저 치료와 침 치료를 이용하면 효과를 볼 수 있다. 이를 통해 코의 기를 뚫어주고 순환을 잘 되게 하면 부작용 없는 완치 결과를 얻을 수 있는 것이다.

그러나 M군의 경우에는 나이와 체질을 고려해 치료방법을 다소 조정해야 했다.

## 3. 알레르기 비염을 끝내는 한방 치료법

알레르기 비염을 앓는 M군의 치료는 제일 먼저 항민고와 항민령으로부터 시작됐다. 신어화, 갈근, 신이, 초용담 등 약재를 가감한 항민고로 불리는 연고를 면봉에 묻혀 1일 2~3회 정도 바르고, 동시에 환으로 된 항민령을 1일 3회 복용하였다.

항민고보다는 항민산 요법이 더 효과가 좋으나 아직 나이가 어려 치료에 주의를 기해야 한다. 원래는 약솜에 싸서 하루 네 시간씩 코에 넣다가 그마저 힘들어해서 항민고와 항민령으로 치료를 시작하게 된 것이다.

치료를 시작한 지 두 달째부터 M군의 증상은 호전되었다. 그러나 양방 치료에서도 이미 조금 나아지는 듯싶다가 다시 재발하는 경우를 보았던 M군 가족이라 그 효과의 지속성에 대해서는 여전히 의구심을 가지는 듯했다.

M군은 3개월이 조금 지나자 말끔히 완쾌되었고, 예전에 겪었던 어떤 부작용이나 재발도 없었다. 비로소 코 알레르기로부터 자유로워진 것이다. M군과 M군의 어머니 L씨의 기쁨이 얼마나 컸을지 짐작할 수 있을 것이다. 생후 3개월부터 9세까지 치렀던 고통의 전쟁, 완치된 후엔 의사로서 듣기 송구스러울 정도로 깊은 감사의 마음을 전해올 정도였다.

M군과 같은 어린이들의 코 알레르기는 반드시 제때 적절한 방법을 통해 치료받아야 한다. 왜 그래야 하는가, 그 이유는 다음과 같다.

우선, 코 알레르기가 있는 아이들은 건강한 다른 아이들보다 성장 발육이 늦다는 점을 간과해서는 안 된다. 콧속 점막에 염증이 있어 코 점막이 늘 부어 있게 되고 이 때문에 코로 숨쉬는 것이 힘들어진다. 이렇게 되면 공기가 잘 들어올 수 없어 연쇄적으로 영양 장애까지 일어난다.

코가 늘 막혀 있으니 냄새를 잘 맡지 못하게 되고 입맛이 없어 밥을 잘 먹지도 않게 된다. 대개 영양 상태가 좋지 않거나 몸이 약해진다. 성장기 어린이들에게 충분한 영양이 공급되지 않는다는 것은 곧 성장 장애를 의미하는 것이다. 목소리조차 소위 코맹맹이 소리로 답답하게 들릴 뿐 아니라 체격도 왜소해지기 쉬우며, 이에 대한 콤플렉스로 성격까지 어두워지기 쉽다. 어쩌면 이러한 심리적 장애가 아이들에게는 더 큰 상처를 남길 수도 있다.

둘째, 코 알레르기가 몇 년씩 계속되다보면 아이들은 코로 숨을 쉬는 비강 호흡을 못 하고 입으로 숨을 쉬는 구강 호흡을 하게 된다. 이렇게 되면 턱과 입이 비정상적으로 튀어나오게 된다. 치열이 고르지 못하게 되고 들쭉날쭉 나온 치아로 인해 얼굴형이 이상하게 변형되기 쉽다.

셋째는 만성 축농증이 될 위험이 있다는 점에서도 어린이 알레르기 비염을 빨리 치료해야 할 필요가 있다. 알레르기 비염이 오래되면 염증이 코 주위에 있는 부비동으로 번지고 이곳에 고름이 생겨 만성 축농증이 된다.

축농증이 있는 어린이는 코의 농이 목으로 넘어가 기관지를 자극해 만성 기침을 하게 된다. 만성 기침은 천식으로 진행되기도 하는데, 고질적인 천식이 되면 낫기도 어렵고 고생도 심하다. 시초부터 잡지 않으면 성인이 되도록 그 그늘에서 벗어나지 못할 뿐더러, 증상의 심각한 정도나 위험도 높아진다.

넷째, 집중력이 떨어지고 기억력이 약해진다. 공부하는 데 몰두해야 하는 수험생이나 학생들은 이 때문에 학교 공부에 지장을 받고 성적이 떨어지기도 한다.

다섯째, 코 알레르기가 있는 아이들은 정서가 불안해진다. 콧물과 재채기, 코막힘으로 주위가 산만해지면서 침착하지 못한 행동을 자주 하게 된다. 부모가 자주 야단을 치면 아이는 부모의 기대를 충족시켜주지 못한다는 자책감으로 오히려 전혀 엉뚱한 방향으로 나가버릴 수도 있다. 즉 선생님이나 부모님의 말을 듣지 않으며 난폭하고 반항적인 아이로 변할 수도 있다.

## 4. 내 아이의 코, 알레르기 비염에서 안전할까

아이들의 코가 점점 약해지고 있다. 최근 보고된 조사 결과를 보면 우리 나라 어린이 10명 중 약 3명은 코 알레르기 증상을 앓고 있는 것으로 밝혀졌다. 성인들의 건강도 각종 공해와 오염으로 멍들어가고 있는 요즘, 특히 코나 콧속의 점막이 아직 완성되지 않아 외부환경에 잘 적응하지 못하는 아이들의 코는 어른들의 신체보다도 방어능력이 약할 수밖에 없다.

자동차 매연이나 산업 공해는 물론 공부와 가족, 친구 관계로 인한 스트레스에 의해서도 중·고등학생들의 코 알레르기 증상은 매년 심각해지는 양상을 보이고 있다.

사실 알레르기 비염은 어린이 알레르기 질환 가운데서도 가장 흔한 병이다. 그 증상은 어른들의 경우와 흡사하다. 코막힘의 정도는 그리 심할 것이 없지만 대신 콧속이 간지럽고 재채기를 자주 하며 맑은 콧물이 계속 흐른다. 또 추위를 몹시 타고 손발이 냉한가 하면, 허리와 무릎이 시큰거리고 조루증이 올 수도 있다. 이러한 신체반응 때문에 알레르기 증상에 시달리게 되면 자칫 산만한 성격의 아이가 되기 쉽다.

또한 알레르기 비염이 있는 아이들은 기관지 천식, 아토피성 피부염, 알레르기성 결막염 등을 앓게 되는 경우도 많다. 설사나 복통, 피로감을 쉽게 느끼며 별 이유 없이 신경질을 잘 부리고 나태하거나 태도가 산만하고, 툭하면 짜증을 잘 내는 성격으로 변하는 수도 있다.

아이들은 비교적 자기 관리와 통제가 잘 되는 성인과는 달리 질병 이외의 영향을 받을 수도 있으므로 주의해서 빨리 치료를 시작하는 것이 좋다.

특히 아동기는 아이들의 성격이 형성되는 때이므로 더욱 세심한 주의가 필요하다. 아이가 알레르기 체질로 판명되면 부모는 아이에게 더 많은 관심과 사랑을 표현하며 아이의 치료과정을 함께 돌봐줘야 한다. 그 중에서도 어린이 코 알레르기는 여러 가지 복합적인 합병증이 따라올 수 있는 질환이므로, 조기 치료가 가장 중요하다는 점을 간과해서는 안 된다.

알레르기 비염은 마치 잘 낫지 않는 감기 증상처럼 시작된다. 갓난아기들의 경우 집먼지 등에 의해서 감염되는 경우가 많다. 따라서 집안 청결에 특히 주의를 기울여야 한다.

가장 좋은 것은 알레르기 비염에 걸리지 않도록 미리 조심하는 일이다. 어린이 알레르기 비염을 예방하려면 다음을 철저히 점검하고 지켜나가도록 한다.

우선 각자의 생활환경에서 알레르기 비염을 유발할 만한 원인물질, 즉 항원이 무엇인지를 알아낸 뒤 대책을 세운다. 앞에서 말한 것처럼 집먼지로 인해 알레르기 비염에 걸린 경우, 집안의 위생이나 청결상태를 철저히 하는 것이 다른 환자를 예방할 수 있는 지름길이다.

또한 감기에 걸리지 않도록 조심하고, 코 점막이 과민해지지 않도록 급격한 온도 변화가 있거나 먼지가 많은 곳, 자극적인 냄새가 나는 곳 등은 피하도록 한다.

평소에 신체를 단련시키는 것도 필수적이다. 옷을 너무 두껍게 입히지 말고 규칙적인 운동을 함으로써 기본적인 체력을 강화시켜둔다.

음식에도 주의해야 한다. 알레르기의 원인이 될 수 있는 식품인 돼지고기, 닭고기, 콩, 달걀, 우유, 라면 등은 가능한 한 피하고, 과식 역시 알레르기 환자의 증상을 악화시킬 수 있는 요인이니 주의해야 한다.

## 5. 헷갈리는 닮은 꼴, 감기와 알레르기 비염

아침과 낮의 기온차가 커지면 가장 먼저 늘어나는 것이 어린이 감기 환자들이다. 연령이나 신체 특성상 어른들보다도 더 면역력이 떨어지기 때문에 가족들이 잘 관리해주지 않으면 덜컥 감기에 걸리기 십상이다.

그런데 그 중에서도 이상하게 코 감기가 오래간다 싶은 환자들 중에는 감기가 아니라 알레르기 비염을 앓고 있는 경우도 적지 않다. 두 가지 증상이 서로 흡사하기 때문에 일어나는 일이다.

그럼 감기와 알레르기 비염은 어떻게 다를까? 일반 가정에서 어린이의 감기와 알레르기 비염을 정확히 구별하기는 사실 어렵다.

감기는 흔히 알고 있는 것처럼 콧물과 코막힘이 있으며 고열 증세를 겪기도 하고, 두통, 인후통, 기침 등을 동반하는 게 보통이다. 그러나 콧물, 재채기, 코막힘만 있는 어린이는 구별하기가 애매하다.

또 감기는 평균적으로 3~4일 만에, 또는 길어야 일주일이면 낫는 게 대부분이다. 감기에서 기관지염이나 폐렴으로 발전되면 증상이 길어지긴 하지만 대개의 경우 그렇다. 반면에 코 알레르기는 몇 달 또는 몇 년씩 콧물이나 코막힘, 재채기 증상이 계속된다.

알레르기 비염은 계절성 알레르기 비염과 통년성 알레르기 비염으로 크게 나뉜다. 계절성이라 함은 주로 봄철에 많이 나타나는 알레르기 비염으로 봄이나 가을, 겨울이 되면 어김없이 2~3달간 고생하게 된다. 개화기인 4, 5월에는 꽃가루에 의한 계절성 알레르기가 급증한다.

　통년성이라는 것은 주로 집먼지 진드기에 의해 발생되는 경우를 뜻한다. 그 중 집먼지 진드기는 알레르기 비염의 원인 중 70% 이상을 차지하고 1년 내내 이 때문에 고생하는 환자가 많다.

　7세 이하의 어린이 알레르기 비염은 콧물, 재채기 증상 이외에도 알레르기 비염인지 아닌지를 판별하는 중요한 단서가 조금 더 있다. 즉 알레르기 비염이 있는 어린이는 대체로 눈밑이 검고 푸른 색을 띠고 있다. 코를 자꾸 씰룩거리거나 콧구멍을 후비고, 그 때문에 코 점막의 혈관이 빨갛게 부어올라 코를 건드리기만 해도 코피가 자주 나온다. 또한 눈이나 귀가 가렵다며 자꾸 손을 대고, 참지 못해 비비기도 한다.

　정서적으로도 한 가지 일에 잘 집중하지 못하고 산만한 태도를 보인다. 또는 코가 막혀 입으로 숨을 쉬므로 잘 때나 평소에도 입을 벌리고 있어, 이것이 몇 년 계속될 경우 입이 튀어나와 어느 새 얼굴형이 이상하게 바뀌기도 한다. 발육도 나빠지고 키가 잘 자라지도 않는다.

　따라서 코 알레르기는 초기 치료가 무엇보다 중요하다. 어릴 때 이 질환의 조짐이 보이자마자 제때 치료하지 않으면 증상이 계속 반복되는 사이 축농증으로 발전하게 된다.

이 알레르기 비염은 다소 유전적인 영향을 받는 것으로 일부 추정되기도 한다. 가족 가운데 누군가 알레르기성 질환이 있었거나 현재 걸려 있으면 나머지 가족도 알레르기 질환을 일으킬 가능성이 높다.

물론 이것은 같은 환경 때문에 영향을 받은 결과로 풀이할 수도 있다. 즉 알레르기는 완전히 유전이라고 보기도 애매하지만, 어쨌든 잠재성은 있다고 보는 견해가 많다. 이를 '체질 소양'이라고 한다.

부모 중 두 명이 다 알레르기가 있으면 그 자녀의 90% 이상이 알레르기에 걸린다는 연구 결과가 있다. 부모 중 어느 한 명이 알레르기가 있으면 자식 중 60~70%는 알레르기가 있다고 한다. 아이가 세 명이면 두 명이, 두 명이면 한 명 이상이 발병이 될 수 있다는 얘기이다.

따라서 알레르기가 있는 사람은 임신하기 전에 완전히 치료받는 것이 알레르기 유전을 미리 예방하는 길이다.

## 6. 어린이 코 알레르기, 누구에게 왜 일어날까

코 알레르기는 어린이 알레르기성 질환 중에서도 가장 귀찮은 병으로 손꼽힌다. 콧물과 재채기는 물론이고 그외에도 여러 가지 불편하고 성가신 일들이 아이들을 못살게 군다.

일단 알레르기 비염에 걸리고 나면 그 어린이는 정서적으로 산만해지고 집중이 안 되어 공부하는 데 지장을 받게 된다. 또 눈 결막의 충혈과 가려움증, 코피 등이 생기며, 기관지 천식이나 아토피성 피부염, 알레르기성 결막염이 나타나는 경우도 있다. 설사와 복통, 피로감으로 힘겨워하기도 하고, 공연히 신경질을 자주 내거나 게으른 아이처럼 보이기도 한다. 한마디로 어린이의 성격이나 생활습관까지 바꿔놓는 결과를 가져온다.

어린이 알레르기는 대개 1~2세 혹은 6세 정도의 소아에게서 잘 일어난다. 대부분 온도의 변화에 코가 잘 적응되지 않아 콧물과 재채기가 많이 생긴다. 특히 어린이의 코는 아직 발육이 완전치 않은 때라 코 점막의 면역성이 떨어지고 외부환경에 잘 적응이 되지 않아 더 쉽게 코 알레르기 증상을 겪는 것이다.

**칼럼 특진**

# 여성과 천식

국민일보

　여성은 남성에 비해 생리구조가 복잡한 까닭에 특정 질병에 의한 증상도 다르게 나타나는 경우가 많다. 예를 들면 같은 천식이라도 여성의 경우 발작 양상이 남성들과 많이 다르다. 직장생활을 하는 남성과 다른 환경에서 생활하는 시간이 많기 때문이기도 하지만 집안일로 인한 스트레스도 상대적으로 많기 때문인 것으로 여겨진다.

　남성들과 달리 매달 겪는 생리도 여성들의 천식 발작에 영향을 준다. 정확하게 통계를 내본 것은 아니지만 천식 환자들을 진찰하다 보면 여성 세 명 중 한 명은 생리 때를 전후해 천식 증상이 심해진다고 호소한다. 물론 생리 일주일 전부터 천식 발작이 일어나는 사람, 생리 2~3일 전부터 시작되는 등 개인차가 약간씩 있긴 하다.

　신기하게도 생리 일주일 전부터 천식이 악화되는 여성들은 다음 달에도 생리 일주일 전에 어김없이 발작이 시작된다. 또 생리가 시작되면 언제 그랬던가 싶을 만큼 좋아지는 사람, 생리중에 호전되는 사람도 있다.

　혹시 '생리전증후군'이 아닐까 싶어 정밀검사를 해보면 천식 발작이 틀림없다. 이는 천식 발작이 우리가 흔히 알고 있는 집먼지 진드기 같은 알레르겐의 자극뿐만 아니라 심신에 가해지는 스트레스에도 많은 영향을 받는다는 사실을 보여준다.

우리 나라 주부들은 대체로 전업주부들이어서 건강도 생활환경과 많은 관계가 있다. 가전제품의 보급으로 가사 노동량이 많이 줄었지만 아직도 요리에서부터 세탁, 청소에 이르기까지 주부의 손길이 필요한 곳이 너무나 많은 실정이다. 과로는 천식에 좋지 않다. 여기에 자녀와 남편의 뒷바라지마저 떠맡게 된 주부는 수면 부족까지 겹쳐 천식이 악화될 가능성이 높다.

주부들의 노동은 천식 발작 유발인자가 가득한 부엌생활에 대부분 집중된다. 따라서 여성 천식 환자들은 발작을 줄이려면 부엌의 청결 유지와 함께 환기에도 신경을 써야 한다.

한약재 마황은 '에페드린' 성분이 많아 호흡 곤란과 천식의 특효약으로 통한다. 천식 증상이 심할 땐 마황을 약간 볶아 가루로 만들어 복용하면 숨쉬기가 한결 편해지는 것을 느낄 수 있을 것이다. 천식 발작으로 고통스러울 때 따끈한 꿀물과 함께 복용하면 더욱 효과적이다.

주요 원인은 집안의 진드기이고, 그외에도 꽃가루, 곰팡이, 애완견의 털, 담배 연기 등이 이 질환을 유발한다.

일단 집안에 어린이 알레르기 환자가 생기면 그 알레르기의 유발 원인을 없애도록 노력하는 것은 물론, 식생활에도 주의를 기울여야 한다. 우유와 콩, 달걀은 3대 알레르기 식품으로 알려져 있다. 알레르기가 있는 어린이는 반드시 삼가야 할 음식들이다.

또 외식을 통해 패스트푸드, 인스턴트 음식을 섭취하는 가정도 많은데, 이것은 알레르기를 더 쉽게 키우는 지름길이다. 또 라면과 과자, 햄버거 등도 금기식품이다. 가족들이 옆에서 식단을 꼼꼼히 점검하며 가려 먹이는 것이 좋다.

아이들의 알레르기 비염은 모유보다 분유로 키운 어린이에게서 더 많이 나타난다. 이유식에 달걀, 우유, 콩과 그 가공식품을 일찍부터 많이 사용한 아이에게도 화분증을 포함한 알레르기성 질환이 빈발한다는 사실이 최근 밝혀졌다. 그러므로 아이는 가능한 한 모유로 키우고, 이유기 때는 소화하기 좋은 식품부터 순서대로 주며 식품의 종류와 양을 늘려가는 옛날의 육아상식이 가장 바람직한 것으로 보인다.

한의학에 의한 치료법으로는 어린이 알레르기 비염에 소청룡탕을 처방하는데 이는 콧물, 재채기, 코막힘의 치료 외에도 어린이의 식욕이 증진돼 발육이 좋아지고 감기에 잘 걸리지 않게 하며, 복통과 설사를 없애주는 효과를 보게 한다.

또 매사에 적극적이 되고 공부에 집중하기가 수월해지며 잠도 편안하게 잘 수 있는 등 여러 모로 건강에 큰 도움을 받는다. 어린이 환자 스스로뿐만 아니라 지켜보는 부모들에게도 더없이 만족스럽고 안전한 치료법이다.

## 7. 코를 고치니 '내 키가 자랐어요!'

'키를 키워드립니다.'

한국인들의 체형이 점점 서구화되고 있다고는 하지만 아직도 우리 주변에는 여전히 작은 키와 볼품없는 체격으로 고민하는 사람들이 적지 않다.

그 중에서도 키가 작고 체격이 왜소한 저신장 어린이의 부모들은 근심이 이만저만이 아니다. 자신의 아이가 또래 아이들 사이에서 신체적 열등감이나 정신적 소외감을 느끼지 않을까 걱정스러운 것이다. 실제로 최근에는 키가 작은

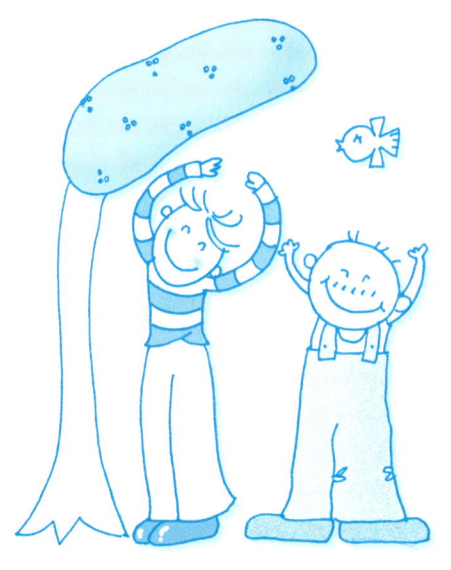

왜소증 어린이들이 심한 경우 '왕따'의 대상이 되기도 해 어른들을 더욱 걱정스럽게 한다.

최근 한방에서는 침과 약물, 척추 교정, 요가요법 등의 다양한 방법을 통해 저성장 어린이들의 '작은 키' 고민을 해결해주고 있다. 병적인 왜소증인 경우 호르몬 계통의 이상이나 유전적 요인보다 성장을 억제하는 질병이 원인인 경우가 많아 한방을 통해 이들 질병을 치료함으로써 좋은 효과를 얻고 있다.

성장기 어린이들에게 있어 작은 키는 유전적 요인보다는 건강에 적신호가 켜진 것으로 보아야 하며, 원인을 정확히 파악해 적절한 시기에 치료하면 좋은 효과를 거둘 수 있다.

병적인 왜소증은 어떻게, 왜 생기는 것일까. 그 설명은 다음과 같다.

일반적인 사람은 대개 출생 후 두 살까지 급성장하며, 그 뒤부터 사춘기, 즉 여자는 10~11세, 남자는 13~14세 전까지 매년 4~6cm 정도의 속도로 성장한다. 이 점을 감안하면 특히 3~4세에 키가 전혀 자라지 않는 유아는 빨리 병원을 찾아보는 것이 좋다. 성장이 지연된 원인을 밝혀야 한다.

그러나 키가 또래 집단에 비해 작다고 해서 모두 병적인 왜소증은 아니다. 일단 병적인 저성장을 의심해보아야 하는 어린이는 키가 또래 집단 평균치의 3% 미만에 드는 아이이다.

저성장은 성장 호르몬 계통의 이상이나 유전적 요인보다 성장을 억제하는 질병이 원인인 경우가 더 많다. 알레르기성 비염, 편도선염, 축농증 등의 이비인후과 질환과 만성 변비 및 설사, 편식, 소화기 질환, 피부질환, 비만이나 학습장애 등이 있으면 성장에 지장을 받는다.

이런 외적 요인들은 지속적으로 성장에 장애를 일으키는데, 이 문제가 사라지면 순식간에 자라기도 한다. 따라서 한방에서는 자주 병을 앓는 허약체질을 개선하고 환경적인 요인을 막아주는 등 성장을 억제하는 질환들을 찾아 치료한다.

이 저성장증에 대한 정확한 진단을 하기 위해 혈액, 갑상선 기능, 간 기능, 신장 기능, 염색체, 소변, 방사선 등의 기초 검사를 한다. 또 필요한 경우에는 성장 호르몬 검사를

**칼럼 특진**

## 천식에 꿀에 절인 배나 은행이 효험

중앙일보

"기관지 천식을 앓다가 어느 정도 치유가 된 상태인데 며칠 전부터 갑자기 기침이 심해지고 있습니다. 재발을 방지하는 방법이 없나요? 또 치료에 도움이 되는 방법 가운데 집에서 간단하게 할 수 있는 방법은 없을까요?"

테헤란로의 한 벤처기업에서 근무하고 하루에 두 갑 이상 담배를 피운다는 40대 남자의 질문이다. 기관지 천식 환자가 담배를 하루에 두 갑 이상 피우면서 증상을 완화시킬 수 있는 방법을 알려달라니 참으로 난감하다. 그래서 집에서 할 수 있는 가장 쉬운 방법으로 우선 담배부터 끊을 것을 권유했다.

기관지 천식 소질을 가진 사람들은 무엇보다도 먼저 담배를 멀리해야 한다. 기관지 천식의 치료를 방해하는 가장 큰 요인은 흡연이다. 본인은 물론 다른 사람이 피우는 담배 연기를 간접적으로 마시는 것도 삼가야 한다. 알코올 음료와 진정제나 흥분제같이 감정에 변화를 줄 수 있는 약물의 복용도 삼가야 한다.

다른 알레르기 질환의 경우처럼 집안 환경을 깨끗이 하도록 노력해야 한다.

일반적으로 천식을 치료하고자 할 때는 수분을 충분히 섭취해야 한다. 기관지 내의 분비물을 엷게 하고 쉽게 배출되게 하기 위해 적어도 한 시간에 한 번씩 물을 마시는 것이 좋다.

누울 때도 모로 눕는 것보다는 편안한 자세로 눕는 것이 좋으며, 항상 신선한 공기를 많이 들이마시는 것이 치료 및 재발 방지에 도움이 된다. 또 천식 환자들은 감기에 걸리지 않도록 조심해야 한다. 평소 감기에 대한 저항력을 기르고 특히 호흡기를 튼튼하게 하는 것이 천식 발작을 예방하는 지름길이기 때문이다. 가급적 찬 바람을 쐬지 말고 찬 음식을 많이 먹지 않는 게 좋다.

천식 발작으로 가래와 기침이 심할 때는 꿀에 절인 배를 달인 즙을 수시로 마시면 도움이 된다. 불에 약간 구운 은행 5~6알을 하루에 여러 번 복용해도 증상을 완화시킬 수 있다.

실시하기도 한다. 그외에 기의 흐름을 측정하는 경락 기능도 경우에 따라 활용된다.

이를 치료하기 위해서는 주로 기가 약한 어린이를 위해 기혈 순환을 높여주는 약물요법과 척추가 휘어 성장을 방해하는 일이 없도록 정기적인 척추 교정을 실시한다. 인체의 경혈 중 키가 크도록 하는 경락 부위에 침을 놓는 침 요법과 바른 성장을 도와주는 요가도 함께 실시한다.

그외에 정신적인 자세도 중요하다. 의사와의 편안한 면담을 통해 '나도 키가 클 수 있다' 는 자신감과 믿음을 아이에게 심어주는 정신적 치료도 병행한다. 단 유전적 이상이나 호르몬 계통에 이상이 있는 경우에는 한방 치료보다는 양방의 외과적 치료법을 따르도록 한다.

# 4

## 어린이 코막힘과 축농증

# 1. 어린이 축농증, 어떻게 일어나나

가끔 진료를 하다보면 갓 두 돌이 넘은 아기가 심하게 기침을 하며 엄마에게 안겨서 오는 경우를 보게 된다. 이상하게도 감기가 왜 이리 오래가냐며 그 엄마의 근심은 이만저만이 아니다. 연신 흘러나오는 아이의 누런 코를 닦아내는 부모의 마음이란 당연히 불안하고 걱정스러울 수밖에 없을 것이다.

10일 이상 기침이 계속되는 등 감기와도 흡사한 이러한 증세가 오랫동안 낫지 않을 때 가장 먼저 부비동염을 의심해볼 필요가 있다.

부비동염은 흔히 축농증으로 알려져 있는 질환이다. 부비동이란 얼굴뼈 속의 빈 공간들로 작은 구멍이나 터널을 통해 콧속과 연결되는 곳이다. 바로 이곳에 염증이 생기면서 부비동의 점막이 두꺼워져 있거나 부비동에 화농성의 콧물이 고여 있는 상태가 부비동염, 즉 축농증이다.

급성 축농증에 걸리면 누런 코가 나오고 밤낮으로 심한 기침을 해댄다. 특히 아침에는 더 심해져 가래가 끓거나 구역질을 하기도 한다. 만성 축농증이 되면 누런 콧물이 나오고 코가 목 뒤로 넘어가 기관지에 염증을 일으키게 되며, 만성 기관지염이나 기관지 확장증의 원인이 되기도 하므로 아주 조심해야 한다.

급성 축농증을 방치하면 다른 질환과 마찬가지로 만성으로 이어진다. 만성이 되면 누런 고름 형태의 화농성 콧물을 동반한다. 한방에서는 축농증을 폐나 쓸개에 바람(風)이나 한기, 습기가 스며들어 열이 생기면서 나는 병으로 본다.

어린이들에게 일어나는 급성 부비동염은 코막힘, 콧물과 함께 냄새를 잘 맡지 못한다. 또한 염증이 있는 부비동 부위나 양쪽 뺨 광대뼈를 누를 때 통증을 느끼며, 두통이나 미열, 권태감 등의 증상을 동반한다.

만성 부비동염은 유소아의 경우 코막힘, 누런 콧물, 만성 기침 등이 주요 증상으로 나타난다. 취학기 이상의 어린이는 목으로 넘어가는 콧물 증상이나 목이 아픈 것을 주로 호소한다. 이것이 더 진행되면 두통과 함께 후각이 둔감해지는 변화가 나타나고 집중력이 떨어지는가 하면 비용, 즉 콧속에 물혹이 생기기도 한다. 편도 및 아데노이드 염증이나 중이염, 기관지염으로 이어지는 경우도 적지 않다. 이것은 감기 합병증으로 발병하는 것이며, 만성 기관지염이나 기관지 확장증의 원인이 되기도 한다.

소아의 부비동염의 주요 원인은 감기이다. 감기로 인해

비염 상태에서 부비동으로 염증이 쉽게 확산되는 것이다. 만 3세 정도의 유소아에게서 빈도가 가장 높은 것도 이 때문이다.

알레르기성 비염이나 기관지 천식 등 알레르기 계통의 호흡기 질환을 가진 어린이도 만성 재발성 부비동염을 앓게 될 확률이 높다. 비용, 아데노이드 비대와 같이 코가 원래 막히는 질환이 있는 경우나 면역 계통의 질병, 선천적 섬모 기능 저하가 있어도 부비동염에 잘 걸린다.

그외에 대기오염이나 담배 연기 등도 부비동염을 일으키는 원인이 될 수 있으며, 체질이나 유전적 요인도 상당 부분 영향을 받는 것으로 추정된다.

급성 부비동염이 확실하게 치료되지 않은 상태이거나 급성 염증이 3개월 동안 반복되면 만성 부비동염이 생기기 쉽다. 여러 아이들이 함께 어울리며 호흡하는 유아원 등에서는 면역력이 미성숙한 유소아들끼리 서로 감기를 옮기는 예가 많다. 그렇게 옮긴 감기가 나았다가 다시 앓는 과정을 거듭하다 보면 어느 새 부비동염이 만성화되어버리는 것이다.

따라서 감기 증세가 나타나는 즉시 주의깊게 아이들을 살펴보고 적절한 치료와 관리를 받게 해야 한다.

## 2. 소아 축농증을 위한 치료상식

다 같은 기침과 콧물을 흘리는 감기 증세라도 행여 축농증은 아닌지, 어린 자녀가 이러한 증세를 보일 경우 부모는 의사를 찾아 미리 세심하게 점검해봐야 한다. 단순한 감기인지 아니면 부비동염인지를 진단하는 근거는 그 어린이의 병력과 증상에 있다.

이를 위한 진단방법으로는 코 엑스레이라 불리는 부비동 단순 촬영법을 들 수 있는데, 이것은 나이가 어릴수록 진단적 의미가 약해진다. 이에 비해 컴퓨터 단층촬영(CT)은 좀더 정확한 진단에 도움을 줄 수 있다. 하지만 소아의 경우 수술이 불가피한 상황이거나 혹과 같은 구조적 이상이 강하게 의심될 경우에만 선택적으로 사용한다.

다행스러운 것은 소아 부비동염을 치료할 때 굳이 수술을 받지 않고 약물치료 등을 통해서도 나을 수 있다는 사실이다. 치료는 원칙적으로 부비동의 환기 배설을 유지하는 것으로 이루어지고, 소아의 경우 성인에 비해 비강과 부비동의 통로가 상대적으로 넓어 환기 배설 기능이 보다 빨리 쉽게 회복될 수 있다. 그만큼 치료에 유리한 조건이다.

약물치료는 항생제를 중심으로 이루어지고, 급성 환자인 경우 10~14일, 만성인 경우 3~4주 정도만 치료를 받아도 대부분 증상이 호전되거나 완전히 없어진다. 그러나 어떤 경우든 의사의 정확한 판정 없이 환자나 가족 스스로 속단하는 것은 금물이다.

항생제 치료로 금방 상태가 좋아지더라도 완치된 상태가 아니면 또다시 수일 내에 재발하는 경우가 있다. 따라서 충분한 기간에 걸쳐 꾸준히 치료를 받는 것이 무엇보다 중요하다.

때로는 약물치료를 하고 있는데도 상태가 좋아지지 않을 때가 있다. 이것은 내성균의 감염일 수 있으므로 다른 종류의 약으로 바꿔줄 필요가 있다.

한편 식염수를 코로 들이마시는 세척요법 등 자가 치료법도 있는데, 이론적으로는 도움이 될 만한 방법이지만 실제로 연령이 낮은 어린이에게 행하기에는 무리가 있다. 꾸준히 지속적으로 하지 않을 경우 그다지 효과를 기대하기 어려운 치료법이다.

오랫동안 약물치료를 받았는데도 근치되지 않을 때는 수술을 생각해볼 수도 있다. 그렇지만 일반적으로 곧바로 수술을 하지는 않는다. 과거 축농증 수술은 윗입술을 들고 입 안으로 얼굴뼈를 통해 부비동염을 치료하는 방법을 썼다.

그러나 이제는 거의 쓰지 않는 수술법이다. 대신 내시경을 이용한 부비동 수술이 현대의 축농증 수술로 널리 이용되고 있다. 수술을 받으려면 최소한 환자의 나이가 만 9세 이상은 되어야 하고, 이들도 투약 및 보존적 치료를 최대한 시행한 뒤 그래도 반응이 없을 경우 차선책으로 수술을 받는다.

따라서 갓난아기나 지나치게 어린 아이는 적정 연령이 될 때까지 기다려야 한다. 부비동 자체를 건드리는 수술을 받기에는 위험부담이 적지 않기 때문이다. 또한 지금 당장 낫지 않는 증세라도 서서히 성장해나가면서 면역력이 강화돼 축농증이 낫는 경우도 있기 때문이다.

질병 초기에 명확히 환자의 상황을 판단하고 치료를 시작한 경우라면, 주어진 치료에 최선을 다하며 병세를 지켜보는 것이 최선이다.

## 3. 소아 축농증을 위한 한방 치료법

감기에 걸린 아이들이 축농증으로 병세가 발전되지 않도록 가정에서 해줄 수 있는 일은 없을까.

마음은 안타깝겠지만 전적으로 의사의 처방에 따르는 것 이외에 할 만한 일은 별로 없다. 기침이 심한 경우 아이를 세워 안아서 등을 두드려주는 정도에 불과하다.

코에 염증이 생긴 어린이는 약물요법과 침요법을 병행해 치료한다. 코는 물론 환자의 체질 및 몸 상태를 종합적으로 고려해 치료하는 정체(整體)요법을 이용한다.

체질을 개선하고 염증이 반복 발생하지 않도록 원인을 근원적으로 없애자면 기를 보호해주는 보중익기탕(補中益氣湯) 등의 약물을 쓰는 것이 효과적이다. 기간은 2~3개월 정도 걸린다. 잦은 감기가 원인이면 폐의 기운을 높여주면서 체력을 보강하는 약을 쓴다. 특히 만성화된 경우에는 기운을 돋우는 약물을 처방한다.

침 치료는 안면과 코 주위의 경혈을 공략하는 방법과 전신의 경혈에 침을 놓아 몸의 정기를 강화하는 방법을 함께 사용한다. 대략 4주 정도 치료하면 급성의 콧속 염증은 사라진다. 그러나 만성은 더 오랜 치료가 필요하다.

환자의 체질과 증상에 따라 다르지만 경우에 따라서는 수년간 치료하는 환자도 있다. 또 염증이 부비동 어느 한 부위에 국한된 것은 치료하기도 쉽고 효과도 빨리 나타나지만 양쪽에 발생하면 치료 후 경과가 좋지 않다.

특히 알레르기성 비염이 함께 나타난 경우에는 치료가 더욱 길어질 수 있다. 이때는 한방 치료와 함께 최근 널리 행해지고 있는 레이저 치료를 병행하면 더욱 좋은 치료효과를 기대할 수 있다.

그러나 병원 치료를 해야만 하는 심각한 단계로 발전하기 전에 미리 아이의 건강상태를 세심하게 점검하고 대비하는 것이 가장 바람직한 방법이라고 할 수 있다.

아이들의 몸에서 보내오는 건강 이상의 첫 신호는 기침이다. 물론 기침 자체가 병은 아니다. 기침은 단지 폐나 기관지의 세균, 분비물, 먼지 등 이물질을 몸 밖으로 토해내는 호흡기의 방어작용이다. 즉 호흡기에 이상이 생겼음을 나타내는 '신호탄'인 것이다. 이때부터 특히 아이들을 눈여겨봐야 한다.

그런데 기침이 잦은 아이를 둔 부모들 대부분이 '감기를 달고 산다'고만 생각할 뿐 별 대수롭지 않게 생각하는 경우가 많다. 감기약을 지어다 먹이는 것으로 대충 마음을 놓아

버리기 십상이다. 물론 기침은 감기의 한 증상임에 틀림없다. 그러나 단기간에 끝나는 게 특징이다. 2~3주 이상 끌게 되면 그것은 만성 기침으로서, 단순한 감기가 아닌 다른 질병을 의심해봐야 한다.

두 살 이하의 아이가 기침을 계속하면 기관지나 기도 주위 혈관에 선천적인 기형이 있거나, 모세기관지염인 경우가 많다. 여섯 살 이하 어린이의 만성 기침은 기도에 이물질이 들어갔거나 세균에 의한 호흡기 감염, 축농증, 기관지 천식 등이 원인일 수 있다.

따라서 아이가 기침을 하면 당장에 기침을 멈추는 약부터 먹일 것이 아니라, 몸 안에 병균이 들어왔다는 신호로 인식하고 그 양상을 자세히 살피는 것이 무엇보다 중요하다. 즉 기침 소리는 어떤지, 그 정도는 어느 정도인지, 얼마나 오랫동안 계속되는지, 언제 주로 하는지 등을 살핀다.

또 건조한 환경에서는 감기 바이러스 등 세균 침투가 쉬워지므로 아이들의 호흡기를 보호하기 위해 가습기를 사용하는 등 실내 습도를 적당히 유지하는 것도 부모가 해야 할 일이다. 이 작은 일부터 꼼꼼히 챙기는 것이 질병의 발전을 막는 첫 걸음이다.

**칼럼 특진**

# 에어컨과 소아 천식

국민일보

　때이른 더위로 인해 에어컨과 선풍기가 여느 해보다 빨리 등장했다. 이로써 실내·외의 기온차가 5℃ 이상 나면 가장 빨리 나빠지는 병인 천식을 다시 조심해야 할 것 같다.

　특히 폐의 저항력이 떨어지는 5세 이하의 어린이는 조금만 찬 바람을 쐬도 숨소리가 거칠어지게 마련이다. 소아 천식의 60%는 2세 이전에 발병하며 비염이나 태열을 동반하는 경우가 많다.

　심한 기침과 호흡 곤란, 쌕쌕거리는 숨소리가 주된 증상인데, 특히 늦은 밤이나 새벽녘에 심하다. 이런 증상은 예민한 기관지에 알레르기 반응이 일어나 기관지가 오므라들고, 염증 때문에 부어올라 숨쉬기가 힘들어지기 때문에 나타난다.

　천식은 치료를 하면 일시적으로 증상이 없어지지만, 기관지가 자극을 받으면 다시 똑같은 증상을 보인다. 이는 천식을 완치시키기가 힘들다는 얘기이다. 따라서 당뇨병 환자가 혈당을 조절하듯 일상생활 중에 예민한 기관지를 달래면서 증상을 조절해야 한다.

　소아 천식의 중요한 원인인 알레르기는 상당 부분 유전된다. 즉 유전적으로 알레르기 인자를 갖고 태어나는 사람이 환경적으로 어떤 자극을 받으면 천식이 생기는 것으로 알려져 있다. 따라서 부모가 알레르기 질환이 있는 어린이는 집먼지 진드기, 곰팡이, 꽃가루, 개나 고양이의 털, 바퀴벌레 등 천식 유발환경을 피하는 게 좋다.

간단한 혈액검사나 피부 반응검사를 하면 알레르기성 천식의 유발요인을 알 수 있다. 원인을 찾아내어 주위환경에서 제거하는 노력을 하면 상당한 정도로 예방이 가능하다.

이밖에 일교차가 심하고 건조한 환절기 날씨, 황사, 감기, 피로, 정신적 스트레스, 달리기와 같은 운동, 찬 바람이나 찬 음식, 담배 연기 등의 자극적인 냄새, 공해도 소아 천식을 유발하거나 악화시키는 요인이다.

소아 천식은 단시일 내에 끝나는 병이 아니므로 부모와 어린이, 의사 간의 긴밀한 협조관계가 필요하다. 그래서 소아 천식으로 진단받으면 우선 냄새, 연기, 먼지, 차고 건조한 공기를 멀리해주는 것이 첫 번째로 할 일이다. 그 다음에 충분한 휴식과 수면을 취하게 하고 수분도 충분히 섭취케 한다. 청량음료나 보리차보다는 오미자나 도라지 끓인 물이 좋다.

## 4. 알레르기 비염을 조기 치료해야 하는 이유

　8세의 남자 어린이 O군과 그 엄마는 O군의 불편한 코 때문에 어느 날 선생님께 양해를 구한 채 수업을 빠지고 진해에서 서울까지 올라왔다. O군은 1년 내내 감기를 달고 산다고 했다. 코에 콧물이 마를 날이 없고 걸핏하면 재채기를 해대는데다 코까지 막혀 킁킁거리며 지내는 형편이었다.

　주의가 산만해 뭐든 제대로 하는 일이 없고, 심지어 코가 답답한 나머지 숟가락으로 코를 후비다가 코피를 쏟기도 했다. 이비인후과에서는 알레르기성 비염이라고 했지만 치료를 받으면 효과는 그때뿐이었고, 증상이 심할 때마다 으레 병원 치료를 받아오던 터였다.

　그러던 중 본원이 코 알레르기 전문이라는 소문을 듣고 불원천리하고 진해에서 여기까지 달려온 것이다.

　O군의 콧속을 비경으로 들여다보니 실제로 콧속의 점막이 심하게 부은 상태였다. 또 맑은 콧물이 잔뜩 고여 있어 진찰하는 도중에도 몇 번인가 재채기를 했다. 그리고 연신 코를 씰룩거리며 간지러워했다.

　아이들은 자신의 증상을 어른처럼 잘 표현하지 못하기 때문에 엄마가 곁에서 잘 관찰해야 알레르기 비염을 조기에 발견하고 치료할 수 있다. 치료 시기를 놓치면 어린이들은 축농증으로 쉽게 변하기 때문이다.

감기와 알레르기성 비염을 쉽게 발견할 수 있는 방법이 있다. 감기는 보통 3~4일, 늦어도 일주일 정도면 낫는데, 알레르기성 비염은 한달 두달이 가도 잘 낫지 않는다.

또 알레르기성 비염이 있는 어린이는 대개 눈밑이 거무스름하고 늘 코를 만지작거리거나 콧구멍을 후빈다. 눈이 가렵다며 비비기도 하고, 입을 벌리고 자기도 한다.

이것이 맑은 콧물, 발작적인 재채기, 코막힘 등 알레르기성 비염의 3대 증상이다.

알레르기성 비염의 유형을 크게 나누어보면 계절성 알레르기 비염과 통년성 알레르기 비염이 있다. 그 중 계절성 알레르기 비염은 주로 환절기, 특히 꽃가루가 날리는 봄에 많다.

코 알레르기를 유발하는 항원은 대부분 눈에 보이지 않는 것들이 많은데, 대표적인 것은 표피 진드기이다. 이것은 대개 0.2~0.3㎜ 정도의 크기로 육안으로 발견하기가 어렵다. 사람의 피부에 붙어서 피를 빨아먹는 것은 아니지만 알레르기를 일으키는 주요 원인이 된다.

한방에서는 소아 코 알레르기 환자에게 소청룡탕을 쓴다.

증세를 낫게 할 뿐만 아니라 소아의 건강을 두루 좋게 하는 효과도 얻을 수 있다. 단 꾸준히 약을 복용하는 것이 절대적으로 필요하다.

## 5. 감기와 코 알레르기, 축농증의 연결고리

　어른도 마찬가지지만 특히 감기에 잘 걸리는 아이들이 따로 있다. 외부 날씨나 온도, 환경 등에 잘 적응하지 못해 조금만 날씨가 변해도 금방 감기에 걸려버린다. 병원을 찾아오는 어떤 엄마는 자신의 아이 때문에 1년 열두 달 병원약이 끊이지 않는다고 호소하는 예도 있다.
　이러한 만성적인 감기는 곧잘 축농증으로 발전하기도 하고, 특히 어린이의 코 점막은 어른보다도 외부 세균에 잘 감염된다. 그 중에서도 몸이 약해 저항력이나 면역성이 약한 어린이라면 상습적으로 감기의 침범을 당하기 예사다.
　따라서 이러한 감기 체질의 어린이에게는 체력을 증진시키고 면역성을 길러주는 것이 가장 중요하고도 근본적인 치료법이다. 호흡기를 충실히 보하면 감기나 기침을 예방할 수 있고, 설령 감기에 걸렸다 하더라도 금방 회복할 수 있게 해준다.

그러나 제때 치료하지 않고 감기를 방치한 채 오래 두면 그것이 원인이 되어 알레르기 비염으로 번졌다가 결국 축농증에까지 이를 수 있다.

그 비율도 적잖이 높다. 어린이 알레르기 비염의 80% 이상이 코 알레르기가 만성이 되어 축농증으로 발전한다. 처음에는 맑은 콧물이 나오다가 급기야는 누런 콧물과 코막힘, 또는 콧물이 목으로 넘어가는 후비루 증상까지 겹치게 되며, 이 단계에 이르면 치료는 점점 더 더디어진다.

축농증이란 코 주위에 있는 얼굴뼈로 둘러싸인 여러 공기주머니에 염증이 생겨 이곳에 고름이 차는 질환을 말한다. 만성 축농증 환자들은 항상 모자를 쓴 것처럼 머리가 무겁다고 호소하는데, 두통은 만성 축농증의 대표적인 증상 가운데 하나이다.

이러한 증상이 심해지면 모든 것이 귀찮게 느껴지고 정신 활동에도 지장을 받게 된다. 어린이들의 경우에는 당장 주의력이 떨어지고 산만해지는 변화를 볼 수 있다.

특히 코를 중심으로 양쪽에 있는 두 개의 큰 상악동에 염증이 잘 생기므로 이것을 '상악동 부비동염'이라 부르기도 한다. 주된 증상은 코가 잘 막히고 코에서 불쾌한 냄새가 나며, 누런 콧물이 많이 흐르고 콧물이 목구멍으로 잘 넘어간다.

성인 여성의 경우 대인관계에 불편을 느낄 정도로 코에서 심한 악취가 나기도 한다. 혼기를 앞두고 있거나 사춘기의 여성들에게는 그래서 더 끔찍한 고민거리가 된다.

어린이의 경우 일반적으로 감기 후유증으로 비염이나 축농증이 생기며, 특히 알레르기성 비염 체질인 어린이에게서 축농증이 많이 발생하는 것으로 알려져 있다. 축농증은 코의 구조적인 이상이 없는 한 한 달 정도 약물치료를 하면 대부분 증세가 완화된다.

먼저 코막힘 증세가 누그러져 코가 시원하게 뚫리는 걸 느끼게 되고, 두통도 사라지고 콧물이 목으로 넘어가는 일도 줄어든다. 그러나 약물치료 후 증상이 사라졌다가도 또 다시 감기에 걸리면 다시 재발하는 경우가 많기 때문에 방심해서는 안 된다.

## 6. 소아 알레르기 비염이나 축농증 환자들을 위한 가정 보조 치료요법

어린이 알레르기 비염이나 축농증의 치료는 꾸준하고도 성실한 치료가 필요하다. 병원에 다니며 치료를 받는 것 외에도 가정에서 직접 몇 가지 방법을 병행한다면 훨씬 치료를 쉽게 하고 좋은 효과도 볼 수 있다.

가정에서 행할 만한 어린이 코 알레르기 보조 치료법과 주의사항을 말한다면 다음 몇 가지를 권할 만하다.

우선 약물치료를 통해 증상이 나은 뒤에도 자주 축농증이 재발하는 어린이라면 가정에서도 평소 비강 세척을 하는 것이 좋다. 비강 세척은 원래 소금물로 하는 것이 좋지만 어린이의 경우 자극이 심해 불편해하므로 생리식염수로 대체해도 무난하다. 생리식염수는 약국에서 손쉽게 구입할 수 있다.

세척방법은 우선 고개를 뒤로 젖힌 뒤 스포이드나 스펀지를 이용해 식염수를 코에 넣는다. 그렇게 해서 콧물과 코딱지 등이 식염수와 함께 목구멍을 통해 나오면 이것을 뱉어내면 된다.

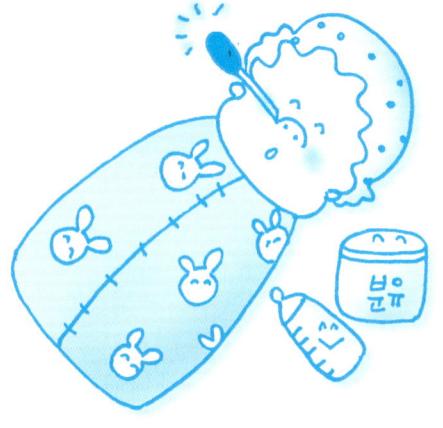

이외에도 도움이 될 만한 민간요법으로 수세미 뿌리와 넝쿨을 태운 후 가루를 내어 하루에 세 찻숟가락씩 3회에 걸쳐 복용하는 방법을 추천할 만하다.

만성 축농증 환자인 경우, 코의 농이 심하거나 두통으로 머리가 아픈 이들에게 특히 효과가 있는 방법이다.

수세미는 즙을 내거나 말린 후 끓여 마셔도 좋고, 뿌리·잎·줄기·넝쿨·열매 모두 축농증 치료 성분이 있어 한방에서 빼놓을 수 없는 축농증 치료약재이기도 하다.

일상생활에서 주의해야 할 사항으로는 코를 풀 때도 조심해야 한다는 것이다. 코가 답답하다고 해서 어린이들이 아무렇게나 심하게 푸는 것은 피해야 한다.

콧물이 코에 꽉 찼다고 생각될 때는 콧물이 비강 내에 고여 있고 이것을 배출하고 싶어지는 상태이다.

어린이들에게 코를 풀게 할 때는 반드시 한쪽을 막고 한쪽씩 풀어야 한다. 만약 양쪽을 한꺼번에 풀면 기압이 상인

두에서 이관까지 미치게 되는데, 이때 상인두에 분비물이 있으면 이것이 중이까지 밀려들어가 중이염이 되기도 한다.

특히 아이에게 코를 풀면 피가 섞인 콧물이 나올 수 있다는 것을 알려줘야 한다. 코피는 압력에 의해 비강 내의 모세혈관이 파열되면서 빚어지는 현상이다. 따라서 코는 한 번에 세게 푸는 것이 아니라 여러 번에 나눠 풀더라도 천천히 그리고 약하게 푸는 것이 안전하다.

**칼럼 특진**

# 아토피성 피부염에 좋은 식품

동아일보

　한방에서는 오래 전부터 식품들이 인체에 어떤 효능을 갖고 있는가를 연구해왔고, 지금도 평소 식생활을 지도하여 각종 질병의 예방과 치료를 돕고 있다.

　보통 같은 병이라도 사람에 따라 나타나는 증상이 다르듯이 몸에 좋은 식품도 다른 법이다. 예를 들면 습열증(濕熱症)에는 습열을 제거하는 효능을 가진 식품이 맞고, 비폐기허증(脾肺氣虛症)에는 기를 보충하는 성질을 가진 식품이 좋다. 그런가 하면 음허증(陰虛症)에는 진액을 보충하는 식품이 맞다.

　아토피성 피부염에서 잘 나타나는 습열증을 예로 들어보자. 습열증에 의한 아토피성 피부염은 습열이 피부에 침범, 병을 일으키는 형상이다. 빨갛게 달아오른 발진과 함께 붉고 좁쌀만한 크기의 구진, 그리고 손으로 긁으면 연한 황색의 진물이 나오며 가려운 증상을 주로 나타낸다.

　이런 아토피성 피부염에 좋은 식품이 생선회나 고기를 싸먹을 때 어김없이 등장하는 들깻잎이다. 한자로는 자줏빛을 의미하는 자(紫) 자와 생선을 되살아나게 한다는 소(蘇) 자를 합쳐 '자소'란 이름을 가진 식품이다.

 한의서 《본초강목》에 따르면 들깨의 성질은 따뜻하고 맛은 쌉쌀하다. 피부병과 천식, 변비 해소에 특히 효과가 있는 '약초'로 기록돼 있다. 들깻잎 추출액이 체내의 염증을 악화시키는 인자의 생산을 억제하는 작용을 하고, 항알레르기 효과를 나타낸다는 최근의 연구 결과가 이를 증명한다.

 반면에 초콜릿, 케이크, 캔주스, 콜라, 감자튀김, 고기의 지방, 패스트푸드, 땅콩, 고추, 마늘, 생강, 파, 후추, 커피 등은 아토피성 피부염에 좋지 않은 식품들로 손꼽힌다. 담배와 술 같은 기호품도 좋지 않다.

 이들 식품은 습열을 많이 갖고 있어 그렇지 않아도 습열 때문에 고생하는 아토피성 피부염 환자들을 더욱 괴롭힐 우려가 있기 때문이다.

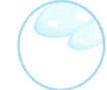

# 5

## 돌연사까지 부르는 무서운 병, 천식

# 1. 어린이의 3대 알레르기 질환 중 하나, 천식

어린이를 괴롭히는 3대 알레르기 질환이 있다. 아토피성 피부염과 코 알레르기, 그리고 천식이다. 특히 우리의 식생활 문화나 주거환경이 바뀌면서 갈수록 어린이 천식 환자들이 급격히 늘고 있다. 초등학생들 중에서도 천식으로 고생하는 아이들을 심심찮게 볼 수 있다. 이것을 고치지 못한 채 고학년으로 올라가면 특히 겨울철이 돌아올 때마다 심한 기침을 하며 고통 속에 밤잠을 설치기도 한다.

환경오염으로 인해 점점 더 늘어나는 기관지 천식 환자. 기관지 천식이란 폐 속에 있는 기관지가 좁아져서 호흡곤란을 겪거나 잦은 기침, 또는 쌕쌕거리거나 가르랑 소리를 내는 천명 등의 증상이 반복적으로 나타나는 호흡기 질환을 말한다.

그러나 소아 천식 환자들의 경우에는 별다른 증상 없이 그저 마른기침만 반복적으로 나타나는 기침형 천식도 많다.

전체 소아 천식 환자들 중 약 70%가 어렸을 때 자주 감기에 걸려 모세기관지염으로 발전한 뒤 천식성 기관지염, 그리고 천식으로 이어지는 경우이다.

이러한 천식 환자의 문제는 국내에만 국한된 것이 아니다. 최근 보고된 한 통계에 따르면 전세계 인구의 4~5%가 천식으로 고생하고 있으며, 성인 20~30명 중 한 명꼴로 천식을 앓고 있다는 사실이 밝혀졌다.

국내의 경우를 보면 어린이의 10%, 중·고생의 3~5%가 천식 환자이며, 국내 어린이 천식 발생률이 급증하고 있다는 연구 결과도 나왔다. 대한소아알레르기 및 호흡기학회가 지난 1995년 전국 67개 학교 초·중등학생 4만 429명을 대상으로 천식 유병률을 조사한 결과 100명당 14.5명이 천식 증상(천명)을 경험한 것으로 밝혀졌다.

연령별로 보면 초등학생의 15.4%, 중학생의 13.2%가 천식을 앓은 경험이 있으며, 특히 초등학생의 경우에는 지난 1990년보다 무려 5.3%포인트 증가한 것으로 조사되었다.

한편 어린이 만성 질환을 초래하는 알레르기성 비염이 오진된 사례도 많은 것으로 한 연구 결과에서 밝혀졌다. 영국 런던의 한 의학팀에 따르면 소아 알레르기성 비염을 성인과 마찬가지로 재채기나 콧물과 같은 증상을 기준으로 진단하는 데서 나온 오류이다.

즉 소아의 경우 성인과 달리 콧물이 목으로 흘러들어 후두를 자극하면서 기침을 수반한다. 따라서 어린이가 봄철과 여름철에 감기를 앓고 있다면 이는 꽃가루 등 알레르기 질환을 일으키는 급성 고초열이 원인인 것으로 보아야 한다는 주장이다.

또한 이 의학팀이 소아 알레르기성 비염의 연령별 발생률을 분석한 결과, 특히 3세는 20%, 6세는 40%에 이르는 것으로 밝혀졌다. 이들 어린이 중 70%가 결막염을, 40%가 천식, 37%가 습진, 20%가 청각장애를 나타냈다.

이 같은 연구 결과를 보면 알레르기성 비염을 일으키는 항원은 코 점막과의 접촉에만 국한되지 않으며, 따라서 코의 증상만 갖고 어린이 알레르기성 비염을 진단하는 것은 잘못이라는 결론에 이르게 된다. 환자뿐 아니라 학계에서도 어린이 알레르기성 비염 문제는 그만큼 복잡하고도 논의의 여지가 많은 부분이기도 하다.

## 2. 돌연사까지 부르는 무서운 병, 천식

최근 들어 왜 어린이 천식 환자가 크게 늘어나고 있을까? 그 이유는 주로 식습관과 주거환경의 변화, 환경오염, 조기

공동생활로 인한 심리적 스트레스 등으로 짚어볼 수 있다.

특히 심각한 문제는, 천식 유병률은 점점 높아지고 있는데도 진단이나 치료를 받은 비율은 낮고, 특히 고학년으로 올라갈수록 치료를 받지 않는 경우가 더 많다는 것이다.

그러나 천식은 결코 가볍게 볼 병이 아니다. 이것을 무서운 병이라고 말하는 이유는 바로 합병증을 유발하기 때문이다.

천식은 직접적인 호흡기 질환은 물론, 그외에도 심장 질환, 소화기 질환, 당뇨병, 심지어 정신 질환에 이르기까지 광범위한 합병증을 수반한다.

대표적으로 알레르기성 비염, 아토피성 피부염 등 전형적인 아토피성 질환을 불러온다. 천식을 앓은 소아는 처음에는 아토피성 피부염을 겪다가 나중에 알레르기성 비염으로 발전하는 것이 보통이다.

나이 많은 천식 환자인 경우에는 때때로 폐기종, 심부전증, 심근경색증 등의 합병증도 온다. 폐기종에는 다양한 약재들이 있지만 증상 자체를 완전히 퇴치할 수는 없고, 심지어 더욱 변형된 형태로 병이 발전, 악화되기도 한다.

당뇨병, 소화기 질환의 경우에는 그 자체가 천식을 악화시키지는 않지만 천식 치료를 위해 쓰는 약물 때문에 저항성이 떨어져 문제가 된다.

또 그 각각의 질환에 쓰이는 약물들끼리 서로 마찰을 일으켜 제2의 병을 부르기도 한다. 한마디로 치료 자체에도 예측할 수 없는 다양한 위험이 도사리고 있는 것이다.

따라서 합병증이 있는 천식 환자의 경우 의사의 정밀한 검사와 진단, 처방을 철저하게 따라야 한다.

민간요법도 마찬가지이다. 무턱대고 이것을 남용하다가는 병을 악화시킬 수도 있다. 즉 천식에 좋은 민간요법이 당뇨병에는 치명적이라든가, 당뇨병에는 좋은 요법이 천식을 악화시킬 수도 있기 때문이다.

천식에는 일정한 나이도 없다. 암, 관절염, 요통 등 일반 질병은 대개 성인과 노년기를 거치면서 발병되지만 천식은 나이를 가리지 않는다. 신생아를 제외하고는 누구나 걸릴 수 있는 흔한 병이다. 이런 점도 다른 질병과 구분되는 천식의 특징이다.

소아의 경우에는 남자아이가 여자아이보다 상대적으로 더 쉽게 발병한다. 하지만 성인의 경우에는 남녀 차이가 없다.

특히 최근에는 소아 천식이 갈수록 급증하는 추세이므로 초기에 확실하게 대응하지 않으면 평생 천식을 달고 살 수도 있다. 당장의 고생이나 불편뿐 아니라 어느 정도 나이가 들고 나면 합병증까지 얻게 된다. 따라서 조기 치료가 무엇보다 중요하다.

   소아 및 유아의 자녀가 천식 증세를 보이면 증세를 발견하는 즉시 적극적으로 치료에 나서야 한다. 특히 천식은 발작적으로 나타나기 때문에 순식간에 목숨을 잃을 수도 있다. 뿐만 아니라 소아 천식은 신체적·정신적으로 앞으로의 인생 전반에 영향을 미칠 수 있으므로 부모의 역할이 대단히 중요하다.

## 3. 천식, 누구에게 왜 일어나는가

   현대에 들어 천식 환자가 날로 늘어나고 있다. 초등학생에서부터 시작해 자칫하면 평생을 따라다니기 쉬운 위험한 병, 천식.

   이 천식은 기도와 직접적인 연관이 있으며 궁극적으로는 알레르기와 관계가 있다.

   즉 대기 속의 공기가 폐 속으로 들어가기 위해서는 반드시 체내의 기도를 거치게 되는데, 이 과정에서 천식이 발생하게 된다.

　이때 기관지 천식의 대표적인 원인으로 작용하는 것이 알레르기이다. 생활 주변에 흔한 알레르겐, 즉 항원에는 집먼지 진드기, 꽃가루, 곰팡이, 동물의 털, 음식물 등이 있다. 천식 환자의 기관지는 정상인에 비해 매우 예민하기 때문에 이 같은 항원에 의해 자극을 받으면 기관지 근육이 수축되고, 금세 염증이 일어나 기관지 내 점막이 붓고 가래가 많이 생겨 기관지가 좁아지는 증상이 나타난다.

　물론 다 같은 꽃가루에 노출되어도 어떤 사람은 아무 문제가 없는 반면 어떤 사람은 바로 기관지 장애를 일으킨다는 점이 특이하다. 어떤 아이는 꽃가루에 민감하게 반응하고 어떤 아이는 전혀 반응하지 않는다. 각자의 신체적 특성에 따라 반응이 각기 다르게 나타나는 것이다.

　이때 바깥의 자극에 쉽게 반응하여 증상이 나타나는 아이는 면역기능이 저하된 상태로 볼 수 있고, 사실상 이런 아이는 꽃가루뿐만 아니라 감기도 자주 걸리고 신경도 예민하다. 그러므로 당장 처해 있는 환경적 천식 요인만을 제거하는 것은 임시방편일 뿐이다. 한방에서는 천식의 원인이 되는 환경을 제거하기보다는 어떤 환경에 가더라도 이겨낼 수 있는 근본적인 신체 면역기능을 높이는 것에 치료 목적을 둔다.

**칼럼 특진**

# 알레르기성 결막염

조선일보

요즘 화분증은 재채기, 콧물 등 비염 증상뿐 아니라 결막염까지 일으키는 일이 많다. 화분증 때문에 눈물이 나서 손으로 문지르거나 더러워진 손수건으로 닦으면 결막염이 발생해 눈이 아프고 결막이 충혈된다. 알레르기성 체질인 사람은 증상이 점점 악화되기도 한다. 항생물질이 들어 있는 점안약을 사용해도 괜찮지만, 알레르기성 질환에는 항생물질과 진통소염제, 해열제 등은 피하는 편이 좋다.

명나라 시대에 완성된 의학서 《만병회춘》에는 안과 질환이 다뤄져 있는데 여기에 '세간명목탕'이라는 한약이 기재돼 있다. 중국의 한방안과전문의인 등평건 씨가 애용하는 처방이기도 하다. 이 책에 실려 있는 처방은 대부분 상당히 복잡하다. 세간명목탕도 14종류나 되는 약초를 섞은 것이다. 화분증에 의한 결막염으로 눈곱이 많이 끼거나 눈이 충혈되거나 눈이 부실 때 또는 아프거나 쓰린 증상이 오래 갈 경우 쓰면 좋다. 부작용은 거의 없다.

한방에는 점안약이 없지만 감초차와 감초 꽃봉오리를 달인 물을 엷게 희석시켜 눈을 씻으면 비슷한 효과를 볼 수 있다. 감초는 근심을 잊어버리게 하는 풀(원추리)로 나리과에 속한다. 봄에 돋는 새싹은 샐러드로 만들거나 데쳐서 식탁에 올리면 상큼한 향기가 입맛을 돋운다. 여름에 피는 꽃은 하루 만에 시들어버리기는 하지만 오렌지 색의 아름다운 자태를 자랑한다. 이 꽃봉오리를 '금침채'라고 부르는데 중국 요리에서는 없어선 안 될 중요한 재료로 사용된다.

화분증에 의한 코 알레르기와는 달리 눈병 증상만 나타나는 알레르기성 결막염도 흔하다. 주로 3월부터 6월까지 자주 발생하는데, 스트레스설, 집먼지 진드기설 등 가설만 분분할 뿐 아직 정확한 원인을 모르고 있다. 콧물과 재채기 등 코 알레르기 증상을 일으키지 않기 때문에 코 알레르기에 병발한 눈병 증상을 치료할 때와는 다른 처방이 필요하다.

이땐 감국차와 결명자차가 좋다. 감국은 작은 국화꽃이 활짝 피기 전의 꽃망울을 말한다. 국화꽃을 햇볕이 들지 않는 곳에서 말려 놓았다가 차로 달여 마시면 눈의 충혈과 가려움증을 없애는 데 도움이 된다. 감국차는 향이 그윽하고 마시기도 좋다. 결명자차는 '하부차'로 불리기도 하는데 흰자위가 빨갛게 충혈될 정도로 눈이 몹시 피곤할 때 마시면 한결 편해진다.

천식이 일어나는 과정을 좀더 자세히 들여다보면, 알레르기를 일으키는 물질을 비롯한 대기 중의 다양한 자극물질이 기도를 통과하는 과정에서 그 사람의 기도에 염증이 있거나 매우 예민한 상태인 경우 외부물질에 민감하게 자극을 받아 평활근이 수축되거나 이완된다.

이 평활근의 수축과 이완반응이 진행되는 동안 기침이 나오고 점차 기도가 부어오르면서 숨쉬기가 힘들어지는 상황을 맞게 된다. 이 호흡곤란 증세가 지속되면 결국 사망에 이른다.

그러나 기침을 자주 한다고 해서 모두 천식이라고는 볼 수 없다. 단순한 이물질에 의해 발생하는 일회성 기침도 평활근을 자극하여, 기도 폐쇄 효과를 가져오기 때문이다.

이것은 이상한 숨소리를 내는 천명과도 또 다른 증세이다. 한의학에서는 천식과 천명을 분명하게 구분하고 있다. 천명이란 기도가 부분적으로 막혀 숨을 들이쉬고 내쉴 때 쌕쌕, 그렁그렁 소리가 나는 것이다. 이것은 기도가 염증으로 인해 과민반응을 일으킬 때만 생기는 증세도 아니고, 발생하더라도 비교적 단시간 내에 없어진다. 그러므로 천명이 있다고 해서 반드시 천식이라고는 보지 않는다.

천식의 원인에 대해서는 그외에도 다양한 학설이 많다. 흔히 알레르기를 주요 원인으로 꼽지만 돌연변이 유전자,

무좀, 비만 등 예전에는 몰랐던 다른 원인들이 속속 밝혀지고 있다. 그러나 아직까지 정확한 원인을 알 수 없는 종류도 많고 알레르기 항원 자체도 완전히 밝혀진 상태가 아니다. 눈부신 현대의학의 발전에도 불구하고 천식은 여전히 우리가 더욱더 끊임없이 연구하고 정복해야 할 건강의 적이다.

## 4. 사상체질과 천식의 관련성

얼마 전 조카의 갑작스런 죽음을 본 뒤, 부랴부랴 같은 천식을 앓고 있는 자신의 아들 손을 잡고 병원을 찾은 주부 P씨. 조카가 천식을 앓고 있다는 것은 익히 알고 있었지만 어느 날 갑자기 자다 말고 숨을 거두었다는 비보를 들은 뒤 충격을 받았다.

초등학교 5학년인 P씨의 아들도 2~3년 전부터 천식 증세가 있었다. 처음에는 부지런히 병원을 다니다가 최근에는 간단한 상비약으로만 그럭저럭 버티던 상황이었다. 그런데 그 사건을 접하고 그것이 얼마나 위험한 일인가를 깨닫게 된 것이다.

실제로 천식은 절대 느긋하게 보거나 치료에 소홀해도 되는 만만한 병이 아니다.

천식이 생기는 원인을 살펴보면 크게 내인성과 외인성으로 나눌 수 있는데, 외인성은 외부의 환경적 요인이고 내인성은 체질적·유전적 요인에 의해 발생하는 것이다.

알레르기 등 명확한 원인이 밝혀진 천식에 대해서는 외인성 천식이라고 부르고, 정확한 발병 원인을 알 수 없는 것은 내인성 천식이라고 말하기도 한다.

내인성 천식은 주로 40세 이후에 나타난다. 외인성과 달리 비염, 아토피성 피부염, 알레르기성 결막염 등 증상이 나타나지 않는 것이 특징이다. 외인성은 하나의 원인물질에 의해 다양한 반응을 보이는 반면, 내인성은 체질이라는 단 하나의 원인에 의해서만 발생하기 때문이다.

우리 나라 성인 환자의 경우 외인성보다 내인성 천식이 더 많은 편이다.

내인성과 외인성을 구별하는 방법은 알레르기 피부반응 검사를 해보면 알 수 있다. 검사 결과 강한 양성 반응을 보이면 알레르기성일 가능성이 높고, 음성 반응이나 약한 양성은 내인성 천식을 의미한다.

내인성은 계절에 관계없이 증상이 심하고 약물치료가 잘 되지 않아 훨씬 심각하다.

한의학 연구에 따르면 이것은 사상체질과도 관련이 있다. 네 가지 체질 중 태음인이 천식에 가장 잘 걸리는 것으로 알려져 있다. 태음인은 폐 기운이 약한 반면 간 기능은 오히려 강해 오장육부 기능이 불균형을 초래하기 때문이다.

특히 태음인이 천식에 걸리면 간헐적으로 숨이 차고 잦은 기침과 멀건 가래가 계속되다가 감기가 들면 춥거나 더우면서 땀이 나는 경우가 많다. 이는 폐의 진액 자체가 부족하기 때문으로 분석한다. 뿐만 아니라 비활동적이며 변화를 싫어하고 매사에 신중한 태음인의 성격도 간접적으로 영향을 미칠 수 있다.

천식 환자의 고통이란 일반인이 생각하는 것보다 훨씬 더 크다. 일반적인 증상은 쌕쌕거리는 소리, 숨쉬기가 고통스러운 호흡곤란, 끈적끈적해 잘 뱉어지지 않는 가래, 기침 등이다.

잠을 이루기도 어렵다. 심할 경우 잠자리에서도 어깨가 들썩거릴 정도로 심한 기침을 하다가 숨을 제대로 쉴 수 없어 입술이나 손끝이 파랗게 변하기도 한다. 한밤중이나 새벽에도 발작적이고 지속적인 기침으로 시달린다. 처음에는 가래가 없는 마른기침에서 서서히 가래가 생기면서 끈적한

덩어리로 변한다.

  급성 천식 발작을 할 때는 호흡곤란은 물론 구토, 맥박 상승, 체온 상승 등이 나타난다. 중증에 이르면 말을 잘 못 하고 불안·혼란 등의 정신적 변화까지 오게 된다.

  특히 천식 발작은 정신적으로 흥분하거나 타격을 받았을 때, 또는 호흡기계의 감염이 있을 때 등 특수한 상황에 노출됐을 때 더 잘 나타난다. 그러면서도 아무리 심한 발작도 그 고비만 넘어가고 나면 언제 그랬냐는 듯이 말짱해진다. 천식은 환자뿐 아니라 지켜보는 가족들에게도 그 고통을 숨김없이 보여주는 위태로운 병이다.

## 5. 한의학에서 보는 천식의 증상과 원인

  주위에서 한 번쯤 천식 환자를 본 경험이 있는 사람이라면 그것이 얼마나 고통스러운 질병인지 충분히 짐작할 것이다. 잦은 기침과 가래, 어떤 경우에는 구토를 하기도 하고, 거친 기침소리는 한밤중이나 새벽에도 그치지 않는다.

그러나 천식이라고 해서 그 증상이 일률적인 것은 아니다. 쌕쌕거리지 않는 만성 기침, 흉부 압박감, 원인을 알 수 없는 호흡곤란 증세만 있는 경우도 있다.

한의학에서는 천식의 증상을 실천과 허천으로 나누고 있다. 실천은 가슴이 답답하고 아파오면서 오한·발열을 느끼고 바람을 쏘이면 증세가 더욱 악화되는 경우이다. 가끔 가래 끓는 소리가 나고 발작이 일어날 때 가슴에 심한 통증을 느낀다.

이와는 달리 허천은 약간의 자극에도 발작을 일으키는 만성형이다. 평소 기관지가 좋지 않은데다 과로를 하거나 공해 속에 장기간 생활할 때 호흡이 빨라지면서 멀건 가래와 기침이 계속된다.

기관지 천식을 비롯해 기관지 확장증, 범발성 모세기관지염, 만성 기관지염, 폐섬유종, 폐울혈 등 난치병으로 분류되는 호흡기 질환과 고혈압, 심장이 약할 때 생기는 기침은 심각하다.

겉으로 보이는 증상은 비슷한 듯하지만 각기 원인 질환에 따라 기침에도 차이가 있다. 목구멍이 답답하거나 목이 쉰 채 기침이 나면 목 근처에 이상 있고, 한밤중이나 이른 아침에 언제나 기침이 나면 천식, 아침에 일어난 다음 기침과 함께 가래가 끓으면 기관지 확장증이나 만성 기관지염일 가능성이 높다. 또 잠이 들려고 하면 금세 숨이 가쁠 정도로 심한 기침이 나오는 것은 호흡기 계통보다 고혈압이나 심장이 약할 때 생기기 쉬운 증상이고, 몸의 위치를 바꾸거나 침대에서 일어날 때 마른기침이 나는 경우는 폐섬유종일 수도 있다.

이러한 천식에는 나이 제한도 없다. 기관지 천식 하면 흔히 노인들의 해소 천식을 떠올리는 이들이 많지만 실제로는 어린이 천식이 훨씬 많다. 1990년 10.1%였던 우리 나라 초등학생 천식 환자 비율이 점점 증가하는 추세이다.

그리고 이 소아 천식의 주요 원인인 알레르기는 상당 부분 유전된다. 흔히 학계에서는 유전적으로 알레르기 인자를 갖고 있는 사람이 환경적으로 어떤 자극을 받으면 천식이 생기는 것으로 알려져 있다.

더욱이 그 환경은 폐쇄된 공간일수록 더 발병 빈도가 높다고도 볼 수 있다. 한 통계를 보면 주로 실내에서 생활하는 선진국 어린이가 비교적 야외나 자연 속에서 뛰어노는 발전도상국 어린이보다 천식에 더 잘 걸리는 것으로 나와 있다.

이런 환경적 요인이 아니라 단지 잠잘 때는 괜찮다가 깨어 있을 때만 증상이 나타나는 경우라면 습관성이나 신경성일 가능성이 높다. 특히 강박적인 성격의 남자아이가 헛

기침을 하는 경우라면 불안 심리에서 비롯된 틱장애일 수도 있다.

어른의 경우와는 달리 소아 천식은 사춘기 이후 50~70% 정도 호전되거나 사라진다.

어린 자녀가 있는 가정에서는 일단 집안의 화분과 동물을 모두 치우고 카펫이나 베개, 담요를 깨끗이 청소해 집먼지진드기를 없애는 것이 소아 천식을 막는 길이다.

소아 천식 환자에게 약을 먹일 때도 해열 진통제로 치명적인 천식 발작을 유발할 수 있는 아스피린보다는 타이레놀을 쓰는 것이 안전하다.

## 6. 한방에서 본 천식 치료법

어린이 천식은 어떻게 고칠 수 있을까? 아직도 많은 사람들은 천식을 완치 불가능한 병으로 알고 있지만, 실제로는 천식 환자가 급증함에 따라 이것만을 전문으로 치료하는 의사들도 점차 늘고 있는 추세이다.

천식 치료는 크게 약물요법, 면역요법, 대증요법, 식이요법으로 나뉜다.

면역기능을 높이는 치료로는 약물치료와 파동요법이 있는데, 파동요법이란 면역기능을 전사한 파동을 이용하여 면역기능을 높이는 것이다. 이와 함께 환경을 조절해준다면 천식뿐만 아니라 아이의 예민한 성격도 사라지는 효과를 볼 수 있다.

약물은 경련으로 인해 수축된 기도를 넓혀주고 완화시켜 주는 기관지 확장제와 기도 염증을 완화해주는 약제가 사용된다. 인체에서 면역기능을 담당하는 장기는 폐로, 폐의 기능을 강화시키고 위를 살펴 치료하면 면역기능이 높아진다.

그러나 증상이 나타날 때마다 약물치료를 하는 대증요법을 오래 쓰다보면 소아는 잦은 약물에 노출되면서 이에 따른 부작용을 겪을 수도 있다.

항염증제인 부신피질 호르몬은 가장 강력한 천식 치료제로 쓰이지만 얼굴이 전체적으로 붓거나 혈압이 올라가고 백내장이 생기기도 한다. 특히 성장 발육이 멈춘다는 사실은 소아에게 치명적인 부작용이다.

면역요법은 일종의 내성을 키워 치료하는 방식으로, 원인 항원을 적은 농도에서 점차 양을 늘려 주사하여 내성을 키

위주는 데 3~5년의 시간이 소요된다. 단 원인을 확실히 파악할 수 있는 환자라야 투약이 가능하며 초기 또는 중증 환자에게 시행된다.

최근에는 결핵백신(BCG)으로도 천식을 예방하고 치료할 수 있다는 연구 결과가 나왔다.

폐활량을 늘리는 호흡훈련 기구, 가래를 배출시키는 기구, 치료제 분무기구 등 호흡기구를 이용한 치료도 점차 늘고 있는 추세이다.

한의학에서는 천식을 치료하는 데 대증요법과 탕제, 향기요법, 뜸, 침 등 다양한 방법이 사용된다. 치료의 주요 목적은 천식 소멸뿐만이 아니라 근본적인 체질 개선에 있다.

폐한담증, 즉 투명한 가래와 콧물이 나오고 재채기를 하는 증상에는 소청룡탕을 쓴다. 또 황록색 가래와 콧물이 나오는 폐열담증에는 마행감석탕을 처방하며, 열이 있고 쌕쌕거리는 폐경울열증에는 시호청간탕이 좋다.

소청룡탕은 폐와 코에 침입한 찬 기운을 제거해 따뜻하게 하고, 마행감석탕은 폐·코·목에 생긴 열 기운을 제거해 증상을 완화시킨다. 그밖에도 증상과 체질 등에 따라 이진탕, 육군자탕, 사역산, 육미환 등으로 처방하기도 한다.

호흡기가 약한 사람들에게는 평소 수영을 권한다. 숨을 쉴 때 다소 씩쌕거리는 어린이도 수영 중에는 멈추는 경우

**칼럼 특집**

## 화분 천식, 소청룡탕 효과

조선일보

"동풍이 불어 향기를 흩뿌리는 매화꽃, 주인 없는 봄을 잊어버리네."

동쪽 바람은 초봄에 부는 바람. 여기에 이끌리듯 매화 등 꽃이 피기 시작한다. 화분증의 원인이 되는 삼나무꽃도 핀다. 동풍은 젊은 시절, 즉 청춘을 의미하고 봄을 나타내는 말이기도 하다.

'화분 천식'은 꽃가루가 목이나 기관지를 자극해 기관지 점막에 염증을 일으키거나 기관지 협착을 일으켜 기침과 함께 숨가쁨, 가래, 담 등의 증상을 유발하는 알레르기성 질환이다. 때문에 알레르기성 비염이 있을 때 나타나는 재채기와 기침, 콧물과 가래, 코막힘과 숨이 차는 증상과 비슷하다. 알레르기성 비염 치료제로 많이 쓰이는 한약 소청룡탕(小靑龍湯)이 천식 치료에 효과를 나타내는 것도 이 때문이다.

소청룡탕은 젊은 사람이 초봄에 앓기 쉬운 병, 즉 감기나 천식, 알레르기성 비염을 고치는 중요한 약이라는 의미를 담고 있다. 이제 막 걸린 병이나 가벼운 병은 이 약으로 쉽게 고칠 수 있다.

그러나 더 중한 병인 인플루엔자와 폐렴 등은 높은 열이 나거나 기침도 매우 심하기 때문에 '대청룡탕'을 사용해야 한다. 한약은 병의 증상과 정도에 따라 '대'와 '소'의 구별이 있다. 대청룡탕은 처방은 비슷하지만 한 번에 먹는 양이 소청룡탕보다 더 많다.

또 '~탕'이라는 말의 의미는 '달인 약을 따뜻한 약물의 상태로 복용하세요'라는 뜻이다. 소청룡탕의 의미를 잘 새기며 복용하면 약을 즐겁게 먹을 수 있을 뿐 아니라 봄철 꽃가루에 의한 알레르기성 비염과 천식(화분증) 치료효과도 더욱 높일 수 있다.

천식 환자가 4월에 많은 것은 역시 꽃가루 때문이다. 알레르기성 비염이나 천식이 있는 사람들을 괴롭히는 화분증은 바람에 실려오는 꽃가루를 받아 열매를 맺는 '풍매화'가 주요 원인이다.

'벌꿀에는 벌이 함께 운반해온 꽃가루가 많이 포함되어 있는데 화분증 환자에겐 벌꿀이 해롭지 않을까' 하고 걱정하는 사람들이 있는데 이는 잘못 알고 있는 것이다. 벌꿀이 화분증의 원인이 되는 일은 없다.

가 많다. 축구와 농구처럼 계속 달리는 스포츠는 무리가 될 수 있다는 견해도 있지만 반드시 그런 것은 아니다. 땀을 흘리는 것 자체가 자율신경의 기능을 높일 수 있기 때문에 오히려 좋은 효과를 얻을 수 있다.

단 운동을 처음 시작할 때는 발작을 일으키는 사람도 있다. 이것을 방지하기 위해서는 먼저 가벼운 운동으로 몸을 충분히 준비시킨 뒤 본운동을 시작하는 것이 안전하다.

## 7. 천식 환자가 있는 가정에서 알아둬야 할 일

소아 천식 환자가 있는 가정은 평소 집안에서도 여러 가지 조심해야 할 사항이 많다. 환자 간호와 다른 가족들의 천식 예방을 위해 주의해야 할 점을 간단히 정리하면 다음과 같다.

우선 천식 환자가 호흡곤란을 겪을 때는 상체를 조금 높여 재우도록 한다. 발작이 일어나면 곧바로 몸을 바로 세워 자세를 유지해야 기도에 무리를 주지 않는다.

또한 천식에 대해 부모가 가장 유념해야 할 것은 이 질병이 생각보다 오래 가며 쉽게 낫지 않는다는 것, 그러므로 처음부터 인내를 가지고 간호를 시작해야 한다는 것이다. 때로는 일시적으로 좋아졌다가도 재발이 잦아 부모를 쉽게 지치게 만들기 쉽다. 반면에 희망적인 사실이라면 소아 천식은 심신을 단련시키고 꾸준히 관리만 잘 해주면 12~15세쯤 저절로 낫는다는 것이다.

평소 무엇보다 신경 써야 할 일은 집안 청소를 깨끗이 하는 것이며, 감기 때와 마찬가지로 환자를 충분히 쉬고 안정을 취할 수 있게 해주는 것이다. 또 찬 음식을 삼가고 수분을 충분히 섭취시키며 감기약을 먹일 때도 의사와 상의해서 먹여야 한다. 가래를 뱉을 수 없게 되면 병이 더욱 악화되므로 기침을 줄이는 약을 함부로 쓰지 않는 것도 부모가 알아야 할 사항이다.

어린이 천식의 70~80%, 알레르기성 비염 환자의 50%는 집먼지 진드기가 원인이다. 진드기는 뜨거운 물을 싫어하므로 침구류나 피복류를 선택할 때는 온수로 세탁 가능한 것을 구입하는 것이 좋다.

찬물에는 집먼지 진드기가 죽지 않으며 벤질벤조인산 0.03%를 물에 타서 빨래하면 살균력이 커진다. 이부자리를 자주 햇볕에 쬐고 건조시키는 것도 좋은 살균법이다. 진공

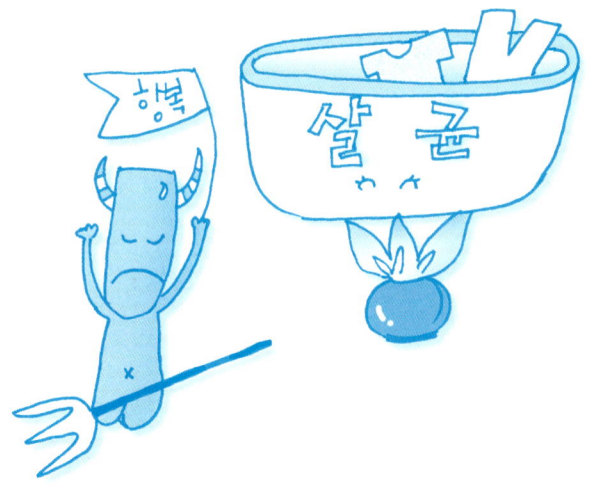

　청소기를 사용하여 집안을 자주 청소해주는 것도 필수적이다.

　식탁에서도 천식에 해로운 식품은 주의한다. 대표적으로 로열 젤리는 최고의 강장식품으로 알려져 있지만, 알레르기 및 천식을 앓는 사람에게는 오히려 독이 될 수 있다. 일종의 단백질 성분 때문인데, 복용 후 2시간 만에 부작용이 나타나므로 반드시 주의해야 한다. 국내에서는 이미 보건복지부에서 천식 및 알레르기 환자들의 로열 젤리 복용을 법으로 금지시켰다.

　천식 환자에게는 포도주도 금기식품이다. 소량이긴 하지만 여기에 첨가되는 아황산염 때문에 천식이 나타날 수 있다. 심한 천식이나 감기, 기관지염인 경우에는 우유도 피한다. 대신 은행, 생강, 대추, 호두, 도라지, 살구씨 등을 함께 넣어 달인 물에 꿀을 타서 음료수 대신 마시게 하면 기관지에 훨씬 도움이 된다.

흡연은 천식의 최대 적이다. 항생물질, 아스피린, 아미노피린과 같은 해열 진통제도 발작을 일으킨다. 일부 약물뿐 아니라 과자나 청량음료, 단무지 등에 들어 있는 색소식품도 천식에는 해로우므로 가능한 한 먹지 않도록 한다.

겨울은 특히 천식 환자들에게 특별한 주의가 필요한 계절이다. 어린이나 노인 환자는 실내가 조금만 건조해도 감기에 걸리거나 병이 악화되기 쉬우므로 실내 습도 조절에 특히 신경 써야 한다.

가장 알맞은 실내 습도는 60~65%, 섭씨 온도는 20도로 맞추는 것이 좋다. 이 정도의 습도라면 체내로 세균이 침투하는 것을 효과적으로 막을 수 있다. 겨울철 실내 온도가 바깥보다 높고 반대로 습도는 낮아서 건조해지면 세균 침투를 막아주는 콧속의 점액질이 말라 체내에 각종 바이러스가 침투하기 쉬워진다.

가습기를 사용할 때는 가습기로 인한 세균에도 주의해야 한다. 초음파식과 가열식 중 가열식 가습기를 쓰는 것이 비교적 세균에 오염될 우려가 적고 물방울 입자가 적어 어린이나 노인 및 천식 환자에게 좋다.

## 8. 천식 판별법과 보조 식이요법

- 당신의 자녀들 중 누군가 가슴이 쌕쌕거린다거나 푸우푸우거리고 갑자기 숨쉬기를 고통스러워하는 등의 경험이 있는가?
- 만약 있다면 그 같은 발작을 본 것이 지금까지 최소한 두 번 이상인가?
- 그럴 때 병원에서는 천식이나 천식성 기관지염 또는 어린이 천식이라고 진단하지 않았는가?
- 근래 2년 이내에 발작을 일으킨 적이 있는가?

만약 이 네 가지 물음에 모두 '예스'라는 대답이 나온다면 그 자녀는 천식 환자가 틀림없다.

환경오염과 더불어 갈수록 늘어나고 있는 천식 환자. 그 중에서도 소아 천식은 이미 우리 의학계에 적신호를 던져

주고 있다. 이러한 소아 천식 문제에 효과적으로 대처하기 위해서는 병원뿐 아니라 가정에서도 민첩한 관찰과 의학적 대응 자세가 필요하다. 위의 질문 역시 이를 위한 소아 천식 환자 자가 판별법 중 하나이다.

또한 어릴 적부터 달걀 알레르기가 있는 아이도 천식이 될 가능성이 많다고 볼 수 있다. 따라서 아동기 때부터 달걀 알레르기가 확실한 아이에 대해서는 식단에서 달걀이 들어가지 않게 해주고, 모유를 먹는 아이라면 엄마의 식사에서도 달걀 성분을 없애주어야 한다.

또 하나 떠도는 민간 상식 중에 천식 발작이 일어나면 물을 마시도록 하는 게 보통인데, 사실상 이것의 특별한 의학적 효과는 없는 것으로 보인다. 다만 심리적인 진정 효과를 위해 물을 주는 의미로 받아들여진다.

한편에서는 물을 마시면 가래가 부드러워져 보다 쉽게 나올 수 있으리라는 주장도 있으나 위에서 흡수된 물은 기관지 안에 있는 가래에까지 닿지 않으므로 별 설득력이 없는 얘기이다. 단 발작이 심한 경우에는 체내 수분을 많이 소모하게 되므로 이에 대비해 물을 많이 섭취하는 것도 나쁘지 않다. 하지만 가벼운 발작일 때는 그런 것과는 무관하다.

천식에 대한 한방의 치료법은 그 질병의 뿌리부터 없앤다는 데 큰 의미와 효과가 있다. 현재의 증상을 없애주는 것뿐만 아니라 더 이상 재발하는 일이 없도록 예방하는 효력이 있다. 그 중 가정에서 이용해봄직한 식이요법으로는 기침이 많은 어린이의 경우 배꿀찜을 만들어 수시로 복용하는 것이 좋다. 가래와 기침을 진정시켜주는 효과가 크다.

만드는 방법은 배의 씨 부위를 도려내 그 안에 꿀을 채우고 중탕하여 그 즙을 복용하는 것이다. 또는 은행을 복용하면 좋은데, 은행은 기름에 구워 먹는 것이 좋다. 어린이는 한 번에 2~3개가 적당하다. 그 이상의 양을 날것으로 많이 먹으면 목에 자극을 일으킬 수 있으므로 조심해야 한다. 때로는 은행을 다량 먹었다가 경기를 일으키는 어린이도 있다.

## 9. 아토피성 피부염이란

환절기가 돌아오면 제일 먼저 병원 문턱을 바삐 드나드는 사람들이 감기 환자들이다. 뿐만 아니라 기온이 떨어지고 공기가 건조해지면 그 가운데 아토피성 피부염으로 병원을 찾는 어린이들도 눈에 띄게 늘어난다.

흔히 태열이라고 부르는 아토피성 피부염은 한번 발생하면 잘 낫지 않아 더 골치아픈 병이다. 이 질환을 앓고 있는 어린이를 그대로 방치할 경우 심지어 성격까지 신경질적으로 변해 여러 가지 피해가 많다. 증세가 발견되는 즉시 치료를 시작해야 할 고질병이다. 대개 얼굴에서 시작된 뒤 피부가 건조하고 거칠어지며 몹시 가려워지는 것이 아토피성 피부염의 특징이다.

아토피(Atopy)라는 원어의 뜻 그대로 참 '이상한' 병이다. 아토피란 '이상한'을 뜻하는 그리스어로, 아직 이 피부염을 일으키는 원인이 밝혀지지 않아 붙은 이름이다.

다만 전문가들은 유전과 공해 등의 이유로 면역체계에 이상이 생겨 발생하며, 가족 중에 알레르기 체질이 있으면 잘 생긴다는 정도만 알고 있을 뿐이다.

즉 아토피성 피부염은 유전적인 경향은 있지만 원인은 아직 정확하게 모르며, 나이에 따라 다른 증세를 보이는 특징이 있다.

생후 2~3개월 무렵의 유아기에는 머리에서 얼굴에 걸쳐 홍반이 발생해 곧바로 전신에 퍼지기 쉬우며, 쉽게 낫지도 않고 거듭 재발하는 경향이 있다. 아이가 자라면서 3~4세쯤에 이르면 팔, 다리의 접히는 부위에 집중적으로 생긴다.

**칼럼 특진**

# 두뇌개발

국민일보

'우리 아이 머리가 좋았으면…….' 자식을 키우는 부모라면 누구나 이런 바람이 있다. 아이의 머리를 좋게 하기 위해서는 두뇌를 개발시켜주는 학습환경을 조성하는 것도 중요하지만 세심하게 신경을 써서 음식과 보약을 먹이는 것도 도움이 된다.

사람은 약 160억 개의 뇌세포를 갖고 있다. 그러나 사람의 일생 동안 이 세포가 모두 발달되는 것이 아니어서 성인이 된 후에도 이 중 25% 정도밖에 사용하지 못한다고 한다.

인간의 뇌세포가 가장 많이 발달하는 것은 생후 3~4세부터이며, 6세가 되면 이미 성인과 같은 수준으로 완성된다. 따라서 뇌가 가장 활발하게 성장하는 0~6세까지는 집중적으로 뇌에 신경 쓸 필요가 있다. 뇌에 자극을 많이 줄 수 있는 학습환경을 조성해주고 뇌 발달에 좋은 영양을 충분히 섭취하도록 하며, 뇌 기능을 좋게 하는 보약을 먹이면 두뇌가 명석한 아이로 키울 수 있다.

두뇌를 명석하게 하는 보약이 있다. 한방 의학에서는 집중력이 떨어지고 산만한 원인이 '열'에 있다고 말한다. 간이나 심장의 기운이 너무 강해 열이 많아서 아이가 항상 불안정하고 산만하다는 것이다. 따라서 머리를 맑게 해주려면 지나치게 머리로 몰린 열을 식혀주는 처방을 한다. 또 음식도 더운 기운의 음식보다는 서늘한 기운의 음식을 먹도록 한다.

《동의보감》에서는 기억력 감퇴의 원인은 심장과 비장에 있다고 본다. 정신과 생각을 조절하는 심장과 비장에 충분한 영양이 공급되면 뇌 기능이 원활해져 머리를 맑게 하고 집중력을 길러준다.

그렇다면 보약으로 아이의 두뇌를 명석하게 할 수 있을까? 위에서 언급했듯이 두뇌와 연결된 장기에 영양을 충분히 공급해주면 두뇌 기능을 원활하게 하는 데 효과가 있다.

한방약으로는 청뇌탕(淸腦湯)이 제일인데, 말 그대로 머리를 맑게 해주는 약이다. 백복신, 원지, 반하, 황기 등의 약재가 들어가며 여기에 석창포와 용안육 등을 첨가하면 더욱 좋다. 증상은 소화기가 약하고 창백하며 힘이 없고 머리가 무거울 때 쓴다. 두뇌를 명석하게 하기 위해서는 검은참깨, 대추, 호두, 생선, 김 등의 건뇌식품을 자주 먹이는 것이 좋다.

4세 때부터 10세 무렵에는 무릎 안쪽의 피부가 두꺼워지고 꺼칠꺼칠해지면서 가려움을 동반한 피진이 계속 나타난다. 이 피진은 이마, 목, 볼기 등에 나타날 수도 있다.

이 피부염은 계절과도 밀접한 연관이 있다. 최근 일본의 한 의대 연구팀이 발표한 내용을 보면 4~6월에 태어난 아이들 중 5.5%가 아토피 피부염의 증세를 보인 반면 9~12월에 출생한 아이들 가운데에서는 약 7.5%에 이르렀다.

그 중에서도 가장 발병률이 낮은 아이들은 5월 출생자, 반대로 가장 높은 경우는 11월에 태어난 아이들이었다. 그 이유를 분석하면 11월에 태어난 아이들은 출생하자마자 겨울부터 맞게 되면서 피부가 건조해진 데 따른 것으로 볼 수 있다.

또한 유아기에 발생한 환자 중 약 10% 정도는 성인이 된 후에도 계속 피부염이 지속되면서 그 고통에 시달리는 경우가 많다. 그 중에서도 이 질환의 특징이라 할 심한 가려움으로 일상생활에 많은 지장을 받는다.

아토피성 피부염 환자의 약 80%는 알레르기 질환으로 알려진 알레르기 비염, 알레르기 천식, 결막염, 급성 두드러기 등의 증상을 동반하고 있다. 대부분의 환자들이 최소한 수년 이상의 병력을 갖고 있는 것이 보통이지만, 그나마 다행스러운 것은 많은 수의 환자들이 나이가 들수록 점차 증상이 호전되는 것을 볼 수 있다는 것이다.

아토피성 피부염을 치료하는 방법으로는 가려움을 해소하고 피부발진의 악화를 막기 위해 항히스타민제, 항알레르기제 등을 이용하며, 부신피질 호르몬제 등 외용제도 폭넓게 사용되고 있다.

환자들이 일상생활에서 주의해야 할 사항은 인스턴트 식품이나 인공 조미료, 색소 등이 든 음식이나 음료를 피하는 것이다. 무엇보다도 아토피성 피부염은 하루아침에 나을 수 있는 병이 아니라는 점을 명심하고 전문의의 처방과 지시에 따라 인내를 가지고 치료에 임해야 한다.

## 10. 장거리 마라톤과 같은 아토피성 피부염 치료

엄마의 손을 잡고 진료실에 들어선 12세의 소년 W군. 한여름이라 짧은 소매옷을 입고 있는 그 아이의 온몸은 참으로 보기 딱할 정도였다. 팔이며 다리 이곳저곳에 보기 흉한

흉터와 누런색 딱지가 내려앉아 얼마나 가려워했을지 한눈에 짐작이 됐다. 그러고도 진찰하는 동안 내내 팔이며 다리를 긁다가 또다시 어머니에게 야단을 맞던 W군.

W군은 아토피 피부염을 앓고 있는 환자였다. 가려움이 너무 심하다보면 어린 W군처럼 일단 가려운 곳을 긁고 보는 어린이들이 대부분이다.

하지만 피부를 그렇듯 심하게 긁어대면 곧 세균에 감염되어 물집이 생기고 고름이 나오면서 황갈색의 딱지가 앉는 농가진에 걸릴 수도 있다. 따라서 가능하면 부모들이 옆에서 잘 지켜보며 달래거나, 꼭 손을 대야 할 때에도 뜻하지 않은 상처로 감염되지 않도록 아이들의 손톱을 짧게 깎아줘야 한다.

2차 감염의 위험은 다른 곳에도 숨어 있다. 이 질환의 치료제로 사용하는 소염제를 잘못 사용했거나 너무 오래 사용할 경우에는 백내장이나 녹내장에 걸릴 위험이 있다. 따라서 치료제는 반드시 전문의의 처방에 따라 구하며, 그 투약기간도 철저히 지시에 따라야 한다. 임의대로 피부 연고제를 사다 바르는 등의 행동은 이후 그 부작용으로 더 큰 병을 불러올 수 있으므로 절대 피해야 할 일이다.

아토피 피부염은 흔히 그 치료과정을 일컬어 '조절'이라는 표현을 쓸 만큼 단기간 내 완치될 수 있는 성격의 질병이 절대 아니다. 환경에 따라 증상이 좋아졌다가 악화되기도 하면서 곧잘 재발되는 등 완전한 치료가 어려운 질병이다.

병원에서는 그 증상을 완화하기 위해 항히스타민제 계통의 먹는 약을 사용하거나 부신피질 호르몬인 스테로이드 연고를 사용하는 것이 일반적이다. 병원에서 처방해준 연고를 바를 경우, 한 번에 많이 바르는 것보다는 적은 양을 여러 번에 나눠 자주 바르는 것이 보다 효과적이다. 최근 들어 일부 병원에서는 중증 어린이를 대상으로 면역치료를 시도하기도 한다.

한방에서 하는 아토피성 피부염의 치료법은 한약과 침을 이용해 이루어진다. 한의학적 견해에서는 이 병의 원인을 자신에게 맞지 않는 음식을 먹어 인체에 독 기운이 쌓여 발병하는 것으로 보고 있다.

따라서 이 독 기운을 떨쳐내고 스스로 인체를 방어할 수 있는 생체적 면역력을 키우기 위해서는 평소 먹는 음식도 주의하는 것이 좋다.

피해야 할 음식은 인스턴트 음식을 비롯해 달고 맵고 찬 음식, 짠 음식 등이다. 그러나 율무, 조, 우엉, 미나리, 다시마, 미역, 김, 고구마, 감자, 밤, 표고버섯, 대추, 포도, 두부, 토마토, 찹쌀, 우렁 등의 음식은 이롭다.

인체가 외부로부터 침입하는 이물질을 방어하는 상피세포층의 건강성을 회복하기 위해서는 그외의 영양요법도 필요하다. 지용성 비타민인 레티놀(비타민 A)과 비타민 C·D·E, 비타민 B군 복합체를 복용하면 훨씬 도움이 된다.

또한 치료약이나 음식 등 외부적인 요건뿐 아니라 심리적인 부분도 중요하다고 전문가들은 조언한다. 즉 아이에게 칭찬을 자주 해주고 정신적으로 자신감과 안정감을 가질 수 있도록 도와주라는 것이다.

우선 이 병 자체가 치료를 위해 오랜 시간을 끌 뿐만 아니라 나이가 들면 대개의 경우 증상이 좋아지지만 그때가 오기까지 질병이 오래 지속될 경우 아이들의 성격 형성에도 큰 영향을 미쳐 여러 모로 아이들의 생활을 파괴하기 쉽다.

특히 스스로 자신을 통제할 능력이 없는 어린이들의 경우, 누구보다 부모와 가족 등 보호자의 관심과 관리가 중요한 관건이다.

# 11. 성기능까지 뒤흔드는 알레르기성 피부질환

올해 40세가 조금 넘은 K씨는 부동산 컨설팅업으로 이제 제법 사업의 기반을 잡고 삶의 여유를 누리게 되었다. 그러나 뜻하지 않은 고민거리를 만나 병원을 찾은 것이 얼마 전 일다. 별다른 이유도 없이 갑자기 정력이 감퇴하면서 심지어 외도를 한 게 아닌가 부인으로부터 의심까지 살 지경이라고 했다.

문진을 통해 그 이유를 함께 파악해 들어가다보니 문제는 그의 피부염에 있었다. 10년 전부터 알레르기성 피부염이 있어 병원을 다니며 항히스타민제와 스테로이드 연고 등을 수시로 복용하고 발라온 그는 바로 그 약물의 부작용으로 정력이 감퇴된 사례이다.

그간에 있었던 K씨의 투병 경험만 들어봐도 알레르기성 피부염의 실체가 무엇인지 잘 알 수 있다. 간단히 지난 얘기를 정리해보면, K씨는 어려서 아토피성 피부염으로 고생하다가 치료를 받고 나았으나, 최근 들어 알레르기성 피부염으로 다시 고생하게 된 것이다.

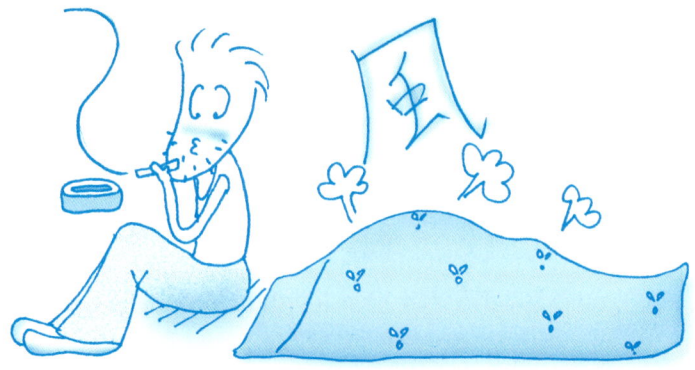

　피부가 가려운 것은 물론이고 곳곳에 오돌오돌한 발진이 생기는가 하면 조금만 긁어도 긁은 곳이 금세 벌겋게 부풀어올랐다. 어찌나 피부가 민감한지 액세서리도 순금제를 사용하지 않으면 영락없이 알레르기를 일으켰다.

　어떤 때는 아토피성 피부염 증상도 나타났고, 심지어 몸에 좋다는 보약을 먹거나 인삼, 꿀, 닭고기, 복숭아 등을 먹어도 두드러기가 나는 통에 더 이상 손을 쓸 수가 없었다. 때로는 병을 낫게 하려고 먹은 알레르기 약물이 부작용을 일으켜 더 심한 곤욕을 치르기도 했다.

　결국 그 오랜 약물 복용 때문인지 눈에 띄게 성욕이 감퇴되고 발기력이 떨어지며 성생활 횟수노 옛날과 차이가 나, 요즘은 부인 눈치만 살피는 등 남성으로서 고통과 불편이 말이 아니라는 것이다.

그의 이야기를 종합해보면 K씨는 신허 체질, 즉 신장 기능이 선천적으로 허약한 체질의 사람들에게서 자주 발생하는 알레르기를 앓는 것이었다.

우리가 앓는 피부병은 모두 오장육부와 연관되어 그곳에서 이상이 생기면 나타나는 바깥 신호인 셈이다. 그 때문에 피부병은 '내과 질환'이라는 말까지 생겨났고, 알레르기성 피부염 역시 겉으로 드러난 증상만 치료하는 것은 뿌리를 두고 썩은 이파리만 잘라내는 식의 헛고생이나 다름없다.

한방의 풀이에 따르면 알레르기성 피부염은 풍열 또는 풍습의 나쁜 기운이 몸에 침범했기 때문에 일어나는 것으로 본다. 그 중에서도 K씨와 같은 신허 체질은 특히 보약이나 인삼, 꿀, 닭고기, 복숭아 등에 예민한 반응을 보이기 쉽다. 신장 기능이 허약해 정력감퇴라든가 알레르기성 피부염 현상을 보이는 것이므로, 이런 증상의 환자에게는 먼저 풍열을 없앤 다음 저하된 신장 기능을 보해주는 치료를 해야 효과를 볼 수 있다.

K씨 역시 신장 기능을 활성화시킨 뒤 정력을 강화시키고 피부 대사를 원활하게 해주는 약 처방으로 잃었던 정력과 알레르기성 피부염을 치료할 수 있었다. 그외에도 피부병 환자들이 공통적으로 명심해야 할 금기식품, 즉 자극성 있는 음식과 비린 생선, 술, 커피, 우유, 치즈, 버터, 방부제

가 들어간 음식을 피하는 등 철저한 자기 관리를 지킴으로써 결국 그 지리한 피부염과 성생활의 문제로부터 해방되었다.

만약 K씨와 비슷한 문제로 고민하고 있는 사람이 있다면 지체하지 말고 한방 병원을 찾아 의사와 상담해볼 일이다.

## 12. C씨의 정력감퇴의 주범은 아토피성 피부염

"새벽에 발기하지 않는 남성과는 돈 거래도 하지 마라"는 속담이 있다. 그만큼 발기 여부는 남성 건강의 중요한 척도로 여겨지고 있다. 하지만 올해 31세의 미혼 남성인 C씨, 그야말로 '새벽에 발기하지 않는 남성'이 되어버렸다.

가장 중요한 원인은 본인도 알고 있다. 무엇보다 어릴 때부터 앓아온 피부병 때문인데, 나이가 들도록 여전히 무릎과 팔꿈치가 접히는 부분이나 옷이 닿는 곳이 심하게 가렵고, 일단 긁기만 하면 금세 진물이 나거나 비듬 같은 각질이 벗겨지는 바람에 이러지도 저러지도 못 하는 고통을 겪고 있다.

이 와중에 정력까지 눈에 띄게 저하돼 이젠 아예 장가갈 꿈도 포기해야 할 판이다. 가려움을 참는 고통이 워낙 커서 스트레스가 심해졌고, 오랜 약물 복용 때문인지 새벽이면 남성이 고개를 들지 못한다며 매사 의욕을 상실한 기색이 역력했다. 그야말로 보기에는 사소한 피부병이지만, 그 하나로 인해 그의 생활 전반이 엉망이 되어버린 것이다. 병이란 그래서 무섭다.

진찰 결과 C씨는 영·유아기 때 제대로 다스리지 못한 태열이 체내에 계속 남아서 아토피성 피부염 증상을 일으키는 '위열성 태열증'인 것으로 판명됐다.

이 같은 경우 신장과 방광 기능은 허약한 반면 위장과 비장 기능은 항진돼 기혈의 흐름상 균형이 깨지게 마련이다.

그 중 C씨와 같은 병증은 한의학적으로 내부의 위장 부위에 비정상적으로 많은 열기 때문에 일어나는 것으로 보고 있다. 또 외부적으로는 화학섬유에 의한 접촉성 자극이 피부에 정전기 현상을 일으키기 때문에 가려움증이 심한 것으로 풀이한다. 선천적으로 열이 많은 사람은 체외의 풍사(風邪)와 체내의 열사(熱邪)가 서로 교차하면 대단한 가려움증을 느끼게 된다는 것이다.

그 가운데서도 특히 알레르기 체질인 사람이 가려움증으로 스트레스를 받게 되면 정신적인 울화까지 들끓어 증상이나 가려움을 느끼는 정도가 더욱 심해진다.

따라서 이때는 비위의 기능을 정상화시켜주면서 신장과 방광 기능을 북돋워주는 처방을 쓴다. 그러면 고질적인 가려움증에서 벗어날 수 있다.

흔히 생각하듯 외용연고를 바르는 것만으로는 절대 근본적인 치료가 될 수 없다. 증상은 피부에 있으나 병의 원인이 몸 속에 있으므로 바르는 연고는 잠시의 눈가림일 뿐이다.

또 한방에서는 아토피성 피부염을 그 발병 원인과 체질에 따라 나누어 진단, 치료하고 있다. 즉 표열성 태열증, 음허성 태열증, 신경성 태열증 등으로 나뉘는데, 그 중 C씨의 경우는 위열성 태열증에 해당되었다.

그럼 C씨는 어떤 처방을 받아 치료되었을까? 그가 치료된 경로는 '형방패독산'이란 처방에다 연교, 우방자 등의 약재를 가미한 한약을 복용함으로써 우선 가려움증을 없앨 수 있었고, 이와 아울러 '십이미지황탕'으로 잃었던 정력을 되찾게 되었다. 물론 다른 발병 원인과 체질을 가진 환자라면 다른 처방이 필요한 것은 두말할 필요도 없다.

# 13. 아토피성 피부염과 천식, 두 마리 토끼 잡기

　병에도 속전속결형이 있는가 하면 장기전을 요하는 질환이 있다. 그 중 장기전에 속하는 병 중 하나가 피부과에서는 아토피성 피부염을 들 수 있다. 체질에 따라 각각 차이는 있지만 완치되기까지 계속되는 심한 가려움증에다 심하면 성격 장애까지 일으키는 아주 기분나쁘고 성가신 병이다.

　그런데 이것은 호흡기 계통의 천식과도 일맥상통하는 부분이 많다. 오랜 치료가 필요한 질병이라는 유사점 외에도 한편에서는 '아토피성 피부염이 나빠지면 천식이 좋아지고 천식이 좋아지면 아토피성 피부염이 악화된다'는 말이 떠돌 정도로 여러 면에서 상관성을 지닌다.

　그러나 이 말에 대한 사실 여부를 가리자면 딱히 그렇다고도 아니라고도 할 수 없는 입장이 현재 의학계의 위치이다. 아토피성 피부염과 천식의 관계는 이전부터 자주 논의되어왔고 실제로 상당수의 의사가 그러한 경향이 있다는 것을 인정하고 있으며, 자연 경과 중에 그러한 사실을 입증하는 예도 제법 된다.

다만 여름에 땀을 흘리거나 겨울에 건조해서 피부의 증상이 악화되는 것에 비해 천식은 환절기에 악화되기 때문에 계절의 특성상 서로 반대 관계를 보일 수밖에 없다는 점에서 당연한 일인지도 모른다. 하지만 논란이 되는 것은 그렇지 않은 경우이다. 즉 아토피성 피부염과 천식이 동시에 악화되거나 동시에 호전되는 경우 역시 실재하므로 이것을 한꺼번에 뭉뚱그려 말할 수는 없다는 것이다.

중요한 것은 이러한 애매한 상식 때문에, 천식과 아토피성 피부염을 함께 가진 환자의 경우 천식에 대한 염려 때문에 아토피성 피부염의 치료를 멀리한다거나 그 반대로 아토피성 피부염을 좋아지게 하기 위해 쌕쌕거림을 그대로 두는 일은 없어야 한다는 것이다.

실제로 한쪽을 희생하고 치료를 한 아이도 없진 않았지만, 그것은 최악의 경우에 시도하는 해결책일 뿐이다. 오히려 한의학에서는 둘 다 치료하는 것을 기본 원칙으로 삼고 있으며 실제로도 동시에, 또한 깨끗이 완치될 수 있다.

이렇듯 천식과 관계가 있는 아토피성 피부염의 증상은 다음과 같이 나타난다. 아토피성 피부염은 대체로 유전적 경향이 많은데, 태열이 있는 어린이에게 많이 나타나고, 생후 2~3개월 무렵에는 머리에서 얼굴에 걸쳐 홍반이 발생해 곧바로 전신에 퍼지며 좀처럼 낫지도 않는다.

또한 재발도 잦다. 4~10세 무렵에는 무릎 안쪽이 두꺼워져 가렵고 이것은 이마, 목, 엉덩이 등에도 나타날 수 있다. 이것을 경험한 유아의 10% 정도는 성인이 되어서까지 증상이 지속된다.

아토피성 피부염 환자들이 특히 주의할 것은 음식이다. 특히 요즘 아이들은 패스트푸드와 같은 인스턴트 식품이나 인공 음료를 선호하지만 이 같은 질병을 갖고 있을 경우에는 더욱 안 될 말이다. 또한 그러한 인스턴트 식품이 아니더라도 어떤 음식을 먹은 뒤 그 증상이 악화된다면 그 음식도 식단에서 제외해야 한다.

가정에서 할 수 있는 보조요법으로는 칡을 이용하는 것이 있다. 아토피성 피부염에는 칡차가 독을 없애주고 열을 풀어주는 효과가 있으므로 생칡을 즙 내어 상시 복용한다.

또는 국화를 그늘에서 말린 뒤 습기 없는 곳에 매달아놓고 필요할 때마다 꺼내 사용하는데, 마른 국화꽃에 꿀을 넣고 밀봉한 다음 3~4일 지난 후 뜨거운 물에 타서 마시는 방법이 있다. 독특한 국화꽃의 향기도 즐길 수 있을 뿐만 아니라 아토피성 피부염 치료에도 효과가 있다.

가족이든 환자든 너무 조바심을 내지 않고 꾸준히, 그리고 성실하게 병원치료와 일상생활의 수칙을 잘 지켜나가는 것이 이 질병의 완치에 이르는 가장 확실한 지름길이다.

**칼럼 특진**

## 만성 축농증, 소금물 코로 마셔 냄새 제거

중앙일보

보험 설계사로 매일 사람들을 만나야 하는 29세의 미혼 여성이 상담을 해왔다. 중학교 때부터 코가 나빠 이비인후과에서 치료를 받아왔다고 한다. 그런데 요즘 들어 증상이 심해져 코가 목으로 넘어가고 가래가 생기기도 하며 코에서 나쁜 냄새가 난다는 것이다. 이 때문인지 입에서도 냄새가 나고 머리가 무겁고 아플 때가 많다. 또 입 냄새로 대인관계에 영향이 있지 않을까 걱정도 되고 스트레스도 많이 받는다는 사연이었다.

아름다운 젊은 여성에게 입 냄새는 보통 심각한 문제가 아니다. 병원에서 진료를 하다보면 종종 축농증 환자에게서 지독한 입 냄새가 나는 경우가 있다. 의사도 그리 유쾌하지 않은데 주변 사람들이야 오죽하겠는가. 축농증 환자에게서 나는 입 냄새는 누런 콧물과 얼굴의 공기 주머니에 고름이 차 있어서 나는 것이나. 또 가래가 기관지에 많이 생겨 악취가 나기도 한다.

보통 입 냄새는 본인은 잘 모르고 지내다가 가족이나 친구가 말해줘서 알게 되는 경우가 많다. 그러나 증상이 심해지면 본인도 악취를 느끼고 그 냄새 때문에 머리가 무겁고 아프기도 하고 속이 메

슥거리기도 한다.

  축농증은 소양인 체질에서 많이 나타난다. 소양인은 손발과 하체는 냉한 데 비해 상체, 즉 폐나 심장, 위 등에 열이 많다. 위에 열이 많으면 열기운이 폐나 코로 올라가 다른 체질과 달리 축농증에 잘 걸리게 된다.

  축농증은 코를 중심으로 양쪽에 자리잡은 두 개의 큰 상악동에 염증이 잘 생기는 증상으로 '상악동 부비동염'이라고도 불린다. 증상은 코가 잘 막히고 코에서 악취가 나며 누런 콧물이 많이 나오므로 사람들과 이야기 나누기가 힘들다. 혼기를 앞두고 있거나 사춘기 여성들에게는 말 못 할 심각한 고민거리가 된다.

  이런 입 냄새는 구조적인 이상이 있는 것이 아닌 한 한 달에서 두 달 정도 축농증과 위의 열을 내려주는 한방 약물치료를 하면 대부분 좋아진다. 집에서는 소금물을 코로 들이마셔 입으로 내뱉는 비강 세척을 하면 코가 깨끗해지고 냄새도 나지 않으며 머리도 맑아진다.

  축농증이 있는 여성은 코가 막혀 주로 입으로 숨을 쉬는데 입이 건조하면 냄새가 더 많이 난다. 입이 건조할 때는 냉수를 수시로 마시면 도움이 된다.

# 6

## 한방으로 이기는
## 코질환

# 1. 코 질환에 특효, 소청룡탕

빠르게 발전하는 현대사회는 물질적 풍요뿐 아니라 갈수록 많은 질병을 불러오는 부작용을 낳기도 했다. 코에 관련된 질환만 살펴보더라도 대기오염과 밀폐된 주거환경 등이 원인이 되어 생겨난 알레르기성 비염, 축농증 등 각종 질환이 유행하고 있다.

정확한 통계는 아직 파악된 것이 없지만 우리 나라의 질환자 중 고혈압과 관절염 다음으로 많은 질환이 축농증인 것으로 알려져 있다. 그만큼 심각한 질병이 되었고, 코가 막히거나 누런 콧물이 나오면 맨 먼저 축농증을 떠올리며 걱정할 만큼 누구에게나 흔한 병이 되었다.

이러한 질환들은 근본적인 치료가 어려워 만성화되거나 실제로 축농증으로 진전되어 평생 호흡에 곤란을 겪거나 냄새조차 제대로 맡지 못하는 사람들이 많다.

비염이나 축농증 등 코 질환을 치료하기 위해서는 역시 그 원인을 파악하는 것이 우선이다. 한의학에서는 이들 코 질환을 치료하기에 앞서 이것이 감기 등 외부로부터의 원인인지 아니면 내부의 질병으로 인한 증세인지를 밝혀내는

데 주력한다. 여기에는 여러 가지 진단법이 쓰이며, 그후 환자의 증상과 체질을 감별하여 병의 원인이 오장육부 중 어디에 있는지 병의 원인을 종합적으로 분석한다. 그 다음 단계에서야 구체적인 치료방법이 정해지는 것이다.

말하자면 당장 눈앞에 보이는 코 주위의 질환이나 증세만이 아니라 그와 관련된 몸 전체를 살펴 병의 근본적인 뿌리를 파악한 뒤 처방을 한다는 것이다. 코에 병이 생겼더라도 이것의 원인은 전혀 엉뚱한 폐나 심장의 이상으로 인해 나타나는 것일 수도 있다. 따라서 이를 바로잡아주는 것이 코 질환의 제1순위 치료법이 되는 것이다.

축농증은 코로 통하는 연결 통로가 막힘으로써 본래 공기로 채워져 있어야 할 부비동 안에 고름이 고여 썩은 상태이다. 부비동은 점막으로 덮여 있는 곳으로 그 속에는 공기가 차 있고 점막은 코와의 연결 통로로 이어져 있어 분비물을 코 쪽으로 배출시키는 역할을 맡고 있다.

대개 일단 축농증에 걸리면 평생 완치는 불가능하다고 지레 포기하는 이들도 있다. 그러나 이것은 골치아픈 고질병이긴 하지만 전혀 치료 불가능한 것은 아니다. 한방을 통해 근본적인 원인 치료를 할 경우, 다른 질병과 마찬가지로 건강하게 나을 수 있다.

그 치료방법 중 하나가 소청룡탕이다. 이것은 어린이들도

별 거부감 없이 잘 먹을 수 있으며 중증의 축농증, 알레르기성 비염, 코막힘, 비후성 비염 등 여러 가지 코 질환에 효과가 뛰어나다. 또 한번 완치되면 결코 재발하는 일이 없어 신뢰가 가는 치료법이다.

어린이와 수험생에게는 특히 환영을 받는데, 앓고 있던 콧병의 증세가 완치되면 머리를 맑게 해줘 집중력을 높여

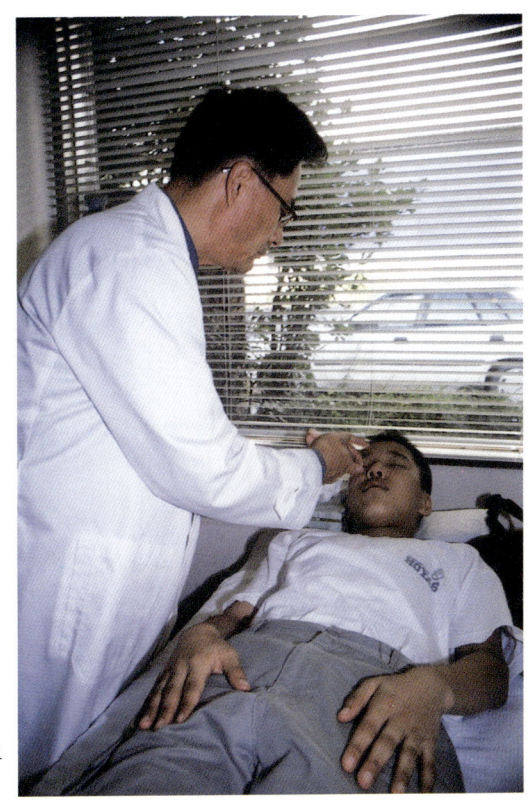

코 알레르기 학생의 침 치료 장면.

줌으로써 공부에도 많은 도움을 주기 때문이다.

이외에도 소청룡탕에 안향유를 병용한다든지 저출력 레이저, 침술 치료를 함께 하면 치료효과가 더욱 빨라진다. 따라서 축농증으로 인한 고통을 혼자 싸안고 있기보다는 조기에 한방 병원을 찾아 적절한 치료를 받는 것이 좋다.

## 2. 한방으로 축농증 다스리기

현재 한방에서 쓰고 있는 축농증 치료법에는 어떤 것들이 있을까.

그 중 하나는 소청룡탕에 개인의 체질에 따라 약재를 가감하는 것이다. 이때 소청룡탕은 마황·계지 등 여덟 가지 약재로 구성되는데, 땀과 소변을 통해 수독을 배출시키는 것이 그 원리이다.

또 한 가지 치료법은 인당혈을 자극하는 것이다. 인당혈은 비염이나 축농증 등 각종 코 질환과 관계된 중요한 혈(穴)자리로, 현대 한의학에서는 여기에 침 대신 쾌비고(快

鼻膏)를 붙이는 새로운 방법이 소개되고 있다.

쾌비고는 용뇌(龍腦) 등 다섯 가지 약재를 분말로 만든 뒤 고약으로 제조한 것이다. 이것은 최근에 열린 한 동양의학 학술대회에서도 그 효과가 높은 것으로 알려졌다.

이 대회에서 발표된 연구 결과에 따르면 알레르기성 비염 환자 970여 명 중 치료 후 증상이 완전 소실된 환자가 50%, 유효율은 94%로 밝혀졌다. 그 치료법은 한번에 24시간씩 일주일 간격으로 7~8회 쾌비고를 붙이는 것이다.

이와 함께 소청룡탕(小靑龍湯)에 금은화(金銀花), 행인(杏仁) 등을 가미한 한약을 처방한 결과 좋은 치료효과를 얻었다. 마황, 오미자 등을 주재료로 한 소청룡탕은 중국 후한시대 한의서인 《상한론(傷寒論)》에 소개된 것으로 이 치료법에 쓰인 것과 마찬가지로 금은화와 은행을 추가하여 처방하는 것이 치료효과를 높이는 방법이다.

그 중 소청룡탕에 들어가는 한약재 마황은 가래를 삭히고 기관지 확장을 도와주는 에페드린 성분을 함유하고 있다. 이것은 태음인의 기침을 멎게 하고 천식 발작을 억누르는 작용이 있으며, 그외에도 콧물과 재채기, 코막힘을 없애주는 효과도 함께 볼 수 있다.

임상 결과에 따르면 투약 4주 만에 15%, 12주경에 40%, 20주째에는 72%까지 증상을 호전시키거나 또는 완치된 것으로 밝혀져 있다.

사실상 코 알레르기를 치료하는 데 가장 빼놓을 수 없는 존재가 이 소청룡탕이다. 이 약효에 대한 놀라움과 그에 대한 연구가 점점 가속화되고 있다.

대체 이 약의 무엇이 코 질환을 낫게 하는 것일까. 일반인들의 궁금증도 많다.

소청룡탕은 환자의 몸에서 땀과 소변이 잘 나오게 함으로써 몸에 쌓여 있는 수분 때문에 생긴 병을 치료하는 데 효과가 있다. 2000년 전부터 써온 약이어서 방금 나온 신약과는 달리 부작용을 걱정하지 않아도 된다. 말하자면 2000년에 걸쳐 그 효과가 검증돼왔다고도 볼 수 있다.

중국 후한 말기 창사의 태수 장중징이 쓴 의학서 《상한론》를 보면 더욱 자세한 기록을 볼 수 있다. '태양병'이라는 증상에 대한 설명에서부터 "재채기를 하거나 콧물이 나오고 기침을 하는 등의 증상을 보일 때는 소청룡탕을 먹으면 좋다"고 쓰여 있다. 찬 공기를 쐬어 춥고 열이 있는 증상이 계속되거나 수분 신진대사가 잘 안 돼 불필요하게 몸에 수분이 쌓여 있어 콧물이 많이 생기는 사람에게 효과가 있다는 이야기이다. 즉 코 알레르기 환자의 경우를 말한다.

같은 저자가 쓴 또 다른 의학서 《금궤요략》에도 소청룡탕에 대해 언급한 부분이 있다. "물이 코에서 넘쳐흐르는 듯

### 코 알레르기 치료경험
### (침상 비내시경 소견)

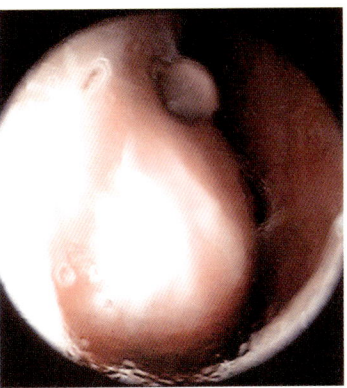

치료 전 : 점막의 부종과 콧물이 많다.

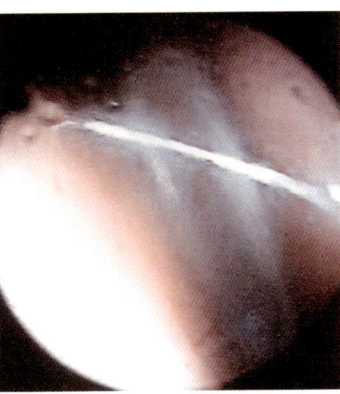

치료 중 : 점막의 부종과 콧물의 양이 줄었다.

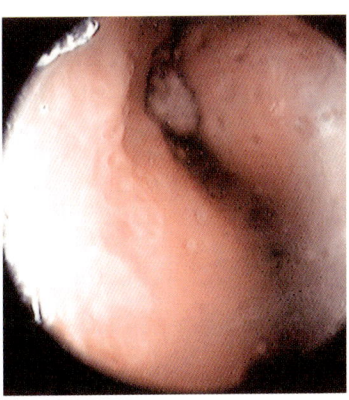

치료 후 : 발적과 부종이 없어지고 콧물이 없다.

한 환자는 대개 땀을 흘리게 하는 것이 좋다"며 "이를 위해 소청룡탕을 쓴다"고 적혀 있다.

고대 중국 의학서는 대부분 짧은 문장으로 이루어져 있지만 약의 효과에 대해서 증상별로 요령 있게 정리해놓아 읽으면서 감탄할 때가 많다. 이미 수천 년 전 중국의 의학자들도 추천한 소청룡탕의 효력, 갖가지 코 질환에 시달리는 현대인들은 아직도 그들에게 의술의 빚을 안고 사는 셈이기도 하다.

## 3. 향기로운 치료법, 아로마테라피

건강에 대한 인간의 관심만큼이나 병을 치료하는 방법도 그 폭이 넓다. 병원에서 받는 의학적 치료뿐 아니라 일상생활을 통해 치료효과를 배가시킬 수 있는 방법들이 많다. 특히 감기에 걸리기 쉬운 환절기나 날씨가 추울 때는 귤껍질이나 당귀, 천궁 등과 같은 한방 온약 목욕법이 도움이 된다. 목욕 후 느끼는 한기가 없어지고 감기에도 잘 걸리지 않을 뿐 아니라 코 알레르기도 완화하는 효과가 있다.

고질적인 질병, 알레르기 비염을 치료하는 방법으로도 에센셜 오일(Essential Oil)인 안향유(案香油)를 희석해 코에 넣고 마황, 반하, 백작약, 오미자 등을 넣은 소청룡탕을 달여 먹는 등, 향기요법이 쓰이고 있다.

알레르기성 비염은 잦은 재채기에다 끊임없이 흘러나오는 맑은 콧물, 코막힘 등의 증세로 갖은 고통과 불편을 야기하는 고약한 질환이다. 특히 꽃가루에 의한 화분(花粉) 알레르기가 극성을 부리는 3~5월 시기와 집먼지 진드기, 동물의 털, 찬 공기 등의 원인으로 갈수록 극성이다.

이때 식물에서 추출한 정유인 에센셜 오일을 이용하는 향기요법은 최근 한의사들이 앞다퉈 도입하는 신치료법이다. 현재 한국대체의학회 소속 의사 20여 명이 이를 이용하고 있다.

이들의 치료 사례에 따르면 알레르기 비염 치료에 유칼립투스 나뭇잎에서 추출한 기름을 분사해주는 향기요법과 소청룡탕을 투여하는 약물요법을 병행하는 것이 좋다.

최근 한 알레르기 클리닉에서는 그곳을 찾은 비염 환자 628명을 대상으로 향기요법의 치료효과를 조사 연구한 적이 있다. 즉 A그룹 304명에게는 약물요법을, 나머지 B그룹 324명에게는 향기요법과 약물요법을 병행해 치료한 결과,

**칼럼 특진**

# 감기 놔두면 '급성 축농증' 부른다

경향신문

축농증은 참으로 괴로운 질환이다. 코를 풀고 또 풀어도 답답한 건 마찬가지이기 때문이다. 오죽했으면 한방에서 축농증을 비연(鼻淵)이라 했겠는가. 축농증은 코와 코 주위의 공기 주머니인 부비동에 염증이 생긴 상태를 말한다. 이 부비동이 급성 혹은 만성 염증으로 인해 막히게 되면 공기 순환 및 분비물의 배출이 어려워진다.

축농증은 각종 대기오염과 건조한 생활환경, 알레르기 질환 등으로 환자도 증가하는 추세이다.

경희대 한방 병원 안이비인후과 김승옥 교수는 "급성 축농증은 주로 감기로 인해 생긴다"며 "특히 알레르기성 비염이나 비후성 비염이 심해져 축농증으로 발전하는 경우가 많다"고 설명한다.

이 급성 축농증을 방치하면 다른 질환과 마찬가지로 만성으로 이어진다. 만성이 되면 누런 고름 형태의 화농성 콧물을 동반한다. 한방에서는 축농증을 폐나 쓸개에 바람(風)이나 한기, 습기가 스며들어 열이 생기면서 나는 병으로 본다.

약물요법과 침 치료를 병행해 치료한다. 코는 물론 환자의 체질 및 몸상태를 종합적으로 고려해 치료하는 정체(整體)요법을 구사한다.

체질을 개선하고 반복적인 염증을 근원적으로 제거하려면 기를 보호해주는 '보중익기탕(補中益氣湯)' 등의 약물을 2~3개월 복용해야 한다. 또 잦은 감기가 원인이면 폐의 기운을 강화하면서 체력을 보강하는 약물을 투여한다. 특히 만성화된 경우에는 기운을 돋우는 약물을 처방한다.

침 치료는 안면과 코 주위의 경혈을 공략하는 방법과 전신의 경혈에 침을 놓아 몸의 정기를 강화하는 방법을 함께 사용한다.

급성은 대개 4주 정도의 치료로 콧속의 염증을 제거할 수 있다. 만성은 치료가 길어진다. 환자의 체질과 증상에 따라 다르지만 수년간 치료하는 경우도 있다. 또 염증이 부비동 어느 한 부위에 국한된 것은 치료효과가 좋지만 양쪽에 발생하면 치료 후 경과가 좋지 않다.

특히 알레르기성 비염이 함께 나타난 경우에는 치료가 더욱 길어질 수 있다. 이때는 한방 치료와 함께 최근 널리 행해지고 있는 레이저 치료를 병행하면 좋은 치료효과를 기대할 수 있다.

코 질환 전문병원인 영동한의원 김남선 원장은 "코의 기능은 위장과 밀접한 관계가 있기 때문에 이를 예방하려면 음식 섭취에 주의해야 한다"고 강조한다. 즉 인스턴트 식품이나 가공식품, 찬 음식 등은 위장에 부담을 주고 폐의 기능을 떨어뜨리므로 삼가야 한다.

실내의 습기를 일정하게 유지시켜주는 것도 중요하다. 건조한 환절기나 겨울철, 그리고 아파트와 같은 서구식 주거환경이 축농증을 악화시키는 요인이기 때문이다.

예방을 위해 평소 규칙적인 생활과 운동을 함으로써 신체 각 기관이 제기능을 다 하도록 해주면 외부에서 침입하는 나쁜 기운을 이길 수 있다.

치료 4개월 뒤 A그룹에서는 콧물을 훌쩍거리는 증상이 55.9%가 완치, 22.8%가 개선되는 결과를 보였다. 또 코 점막이 빨갛게 부어오르는 발적 증상의 경우 32.3%가 완치, 20.8%가 개선됐다.

이에 비해 B그룹의 치료효과는 눈에 띌 만큼 높다. 소청룡탕을 투여하면서 동시에 유칼립투스 기름을 코 점막 안으로 뿌려준 결과 콧물 완치는 72.8%, 코 점막 발적 완치는 62.3%로 나타난 것이다.

따라서 향기요법과 약물요법을 동시에 사용한 B그룹이 약물요법만 쓴 A그룹에 비해 훨씬 치료효과가 높았다는 결론을 내렸다.

여기에 사용되는 알레르기 비염 치료용 향은 대부분 항바이러스 효과와 살균 효과, 코 점액 배출 효과 등을 가지고 있다. 이를 통해 콧물이나 코막힘 증상 등이 즉시 완화되는 것이다. 약물치료나 알레르기 원인물질 차단 같은 기존 치료법보다 훨씬 간단하고 효과도 좋다.

알레르기성 비염 환자에게 소청룡탕과 함께 유칼립투스, 즉 안향유를 이용한 향기치료를 했더니, 대상 환자 72.8%로부터 완치에 가까운 증상 개선 효과를 보는 등 대부분의 환자에게서 탁월한 결과를 보았다.

향기요법은 직접 집에서 실시해보기도 쉽다. 유칼립투스

와 티트리 정유를 1 대 1로 혼합한 뒤 스포이드로 콧속에 한 방울 정도 떨어뜨리거나, 면봉에 발라 코 점막에 바르면 비염 증상이 즉시 나아지는 걸 볼 수 있다.

박하유나 유칼립투스 정유 2~3방울을 김이 나는 뜨거운 물에 넣고 머리를 수건으로 덮은 뒤 눈을 감고 5~10분간 코로 깊이 숨을 들이마시는 것도 좋다.

코막힘이 심하면 콩기름 등 식물성 기름에 박하유와 유칼립투스, 파인향 정유를 각 3~4방울씩 떨어뜨려 섞은 뒤, 목 뒷부분과 가슴, 발 등에 발라준다. 티트리나 유칼립투스 오일을 가습기에 2~3방울 떨어뜨려 사용할 수도 있다. 이

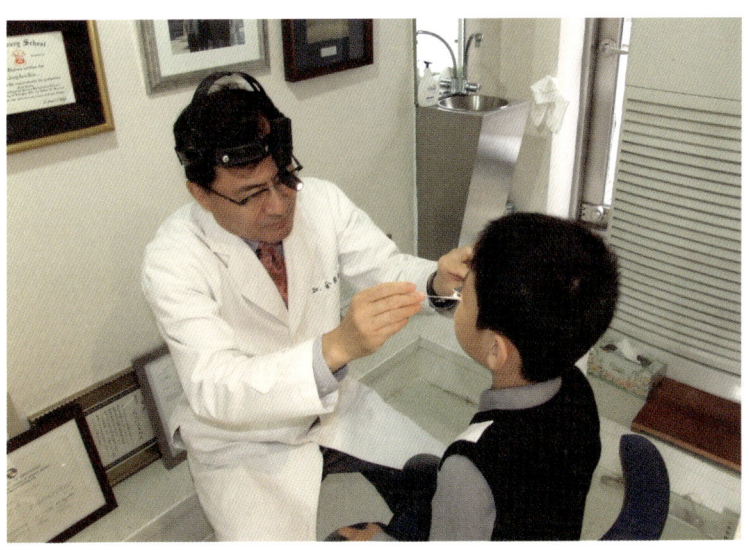

코 알레르기의 콧속 점막상태 관찰.

때 사용되는 정유는 향기요법을 시행하는 한의원에서 살 수 있으며, 정유만을 판매하는 전문점도 있다.

## 4. 아로마테라피를 이용한 생활질병 치료와 예방법

향기로 질병을 치료하는 아로마테라피가 의학계에서도 각광을 받고 있다. 그만큼 높은 치료효과를 널리 인정받고 있기 때문이다.

이 향기요법이 적용되는 질병의 범위도 다양하다. 그 중에서도 일반인들이 생활 속에서 흔히 걸리기 쉬운 생활질병에 대해 이용할 수 있는 아로마테라피 몇 가지를 간단히 소개한다.

우선 축농증 환자인 경우, 흡입하는 방법과 마사지로 이용하는 방법이 있다. 흡입법의 경우 재료는 유칼립투스와 페퍼민트, 라벤더가 쓰인다. 이것을 티슈에 떨어뜨려 매일 아침, 저녁으로 약 3회씩 깊이 들이마신다.

마사지하는 방법으로는 페퍼민트 2방울과 유칼립투스 4방울, 라벤더 3방울에다 캐리어 오일 15ml를 섞는다. 이것을 얼굴에 마사지하면 효과를 볼 수 있다.

입시를 앞둔 수험생들의 정신적 안정을 위해서도 좋은 향기요법이 있다. 목욕할 때 클라리 세이지를 4방울, 베르가못을 2방울, 베이질을 4방울 목욕물에 떨어뜨려 목욕한다. 목욕 자체가 주는 심신이완 작용도 있을 뿐만 아니라 여기에 아로마의 효능이 배가돼 좋은 정신적 안정 효과를 얻을 수 있다.

스트레스에 쌓인 현대인들에게 가장 흔한 것이 편두통이다. 여기에는 라벤더 3방울과 캐모마일 1방울을 혼합한 것을 1방울 사용한다. 티슈에 떨어뜨려 흡입하면 된다. 또 마사지용으로는 제라늄 1방울, 레몬 2방울, 라벤더 3방울에 캐리어 오일 1작은술을 섞어 쓴다. 마사지 부위는 관자놀이, 이마, 뒷목, 어깨 등으로 부드럽게 문지른다.

감기를 위한 아로마테라피를 소개하자면 페퍼민트, 유칼립투스, 로즈마리, 네롤리를 각각 2방울씩 섞어 램프 확산한다. 또는 멜리사나 희석하지 않은 라벤더 2방울로 마사지해도 효과가 있다. 이마와 관자놀이, 코 밑 부위에 마사지한다. 흡입용으로는 유칼립투스 2방울, 페퍼민트 2방울, 레몬그라스 1방울, 로즈마리 4방울, 티트리 2방울 또는 세이

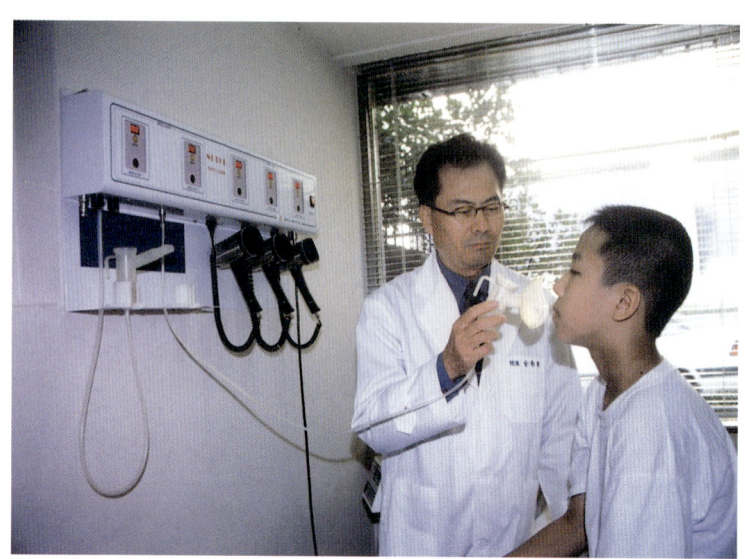

아로마를 이용한 네브라이저 향기치료(유칼립투스+박하향).

지 1방울을 쓰면 된다.

불면증의 경우에도 향기요법으로 효과를 볼 수 있다. 불면증의 가장 흔한 원인은 낮 동안 지나치게 긴장하는 환경에 있었거나 스트레스가 잠자리까지 연장되는 경우이다. 하지만 어떤 이유로든 수면제를 먹는 것만은 절대 피해야 한다.

손쉬운 아로마테라피 요법으로는 건조시킨 홉(hop)을 베개 속에 넣고 자는 방법이 있다. 또는 캐모마일 차에 레몬과 생강 1~2쪽을 띄워 마시는 것도 좋다.

그외에 흡입, 램프 확산, 목욕용으로 쓸 수 있는 방법으로는 클라리 세이지 3방울, 베티버 2방울, 발레리안 1방울, 라벤더 2방울을 혼합해 3방울쯤 사용하면 된다.

마사지용으로는 위의 시너지 오일에 캐리어 오일 5ml를 더한다.

우울증이 있는 사람이라면 흡입, 램프 확산, 목욕용으로 다음과 같이 이용하면 된다. 제라늄 15방울과 네롤리 8방울, 너트메그 12방울을 혼합해 2~3방울 사용하는 것이다. 단 목욕할 때는 6~8방울 사용하도록 한다.

마사지용으로는 위의 시너지 오일에 캐리어 오일 30ml을 더해서 쓰면 된다.

## 5. 기분부터 즐거운 치료법, 향기요법의 효능

냄새는 후각의 즐거움일 뿐만 아니라 좋은 치료제이기도 하다. 사실상 인간의 후각만큼 신체의 감각기관 중 예민한 곳은 없다. 이 때문에 세포의 반응속도도 매우 빠르며 인체에 미치는 효과 또한 상당하다. 향긋한 음식 냄새는 식욕을 자극해 입 안에 침이 고이게 할 뿐 아니라, 어떤 경우에는 사람마다 자신의 과거 등 정서적 반응을 일으키게 하는 냄새를 가지고 있다.

이것은 향기의 입자가 후각을 자극, 곧바로 뇌에 전달되면서 기억력이나 감정상태를 조절하는 대뇌 변연계에 영향을 미치기 때문이다. 바로 이러한 후각신경의 생리를 활용한 것이 향기요법이다.

자연요법 중 하나인 향기요법은 그 기본 원리 또한 침술, 본초의학, 동종요법 등과 같다. 향이 있는 식물에서 호르몬 성분인 정유(精油)를 뽑아내어 그 향을 들이마시거나 마사지, 목욕 등에 이용하는 방법으로 각종 정신적·육체적 질병을 치료하고 건강을 증진하는 자연요법이다.

물리적 치료나 약물이 아니라 향기로 질병을 치료한다는 것은 참으로 이상적인 일이다. 그러나 너무도 간편하고 단순해보이는 그 특성 때문에 오히려 효과에 대해 의구심을 갖는 이들이 많다. 하지만 중국에서는 예부터 일반적으로 쓰여온 치료법 중 하나이다. 《산해경》이나 《중장경》 등 많은 중국 의학서에 그에 대한 기록이 전해지고 있다.

향기요법의 방법도 다양하다. 옛날에는 말린 약초를 주머니에 넣어 목에 걸고 다니거나 향초를 끓여 냄새를 맡는 방법, 목욕물에 넣어 피부를 통해 흡수케 하는 등의 방법이

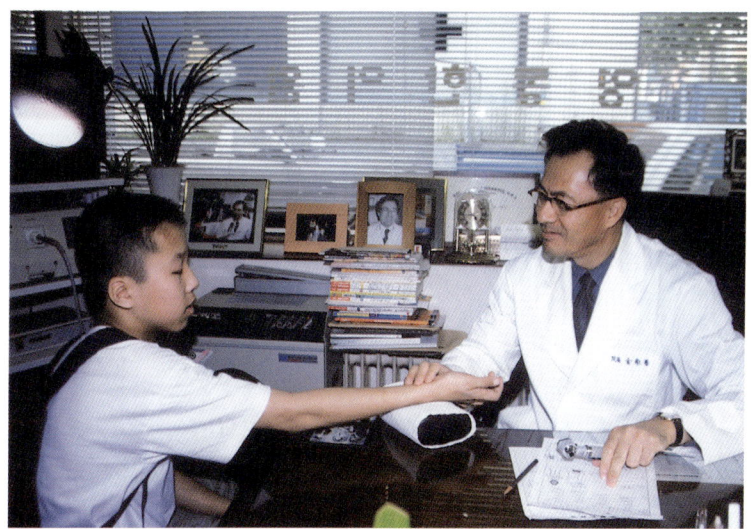

코 알레르기 어린이의 맥진 진단.

많이 쓰였으나 현대에 이르러서는 점점 인기가 줄어드는 방법이다.

서양에서도 향기요법은 활발히 쓰였다. 동양보다도 더 구체적인 형태를 갖추기도 했다. 방향성 식물에서 증류법을 통해 식물의 호르몬 성분인 정유를 추출했고, 이를 제품화해 질병치료에 이용한 것이다. 현재 향기치료가 가장 발달한 영국에서는 이 치료법이 대중적으로 쓰이고 있다. 한방에서도 향기요법은 약초의 향기를 이용해 치료하는 형태로 전해져왔다.

향기요법의 요체인 정유는 인간으로 말하자면 피의 존재

와 같다. 완전한 유기체로서 정유는 나름대로 생명력을 갖고 있다. 그러므로 다른 어떤 추출물보다 인간 정서에 영향을 미치는 정도가 섬세하며, 그만큼 무한한 향기요법의 가능성을 말해주는 것이기도 하다.

정유는 향유라고도 불리며, 이것은 크게 세 가지 영역에서 작용한다. 우선 우리를 기분좋게 만들고, 이렇듯 기분이 좋은 상태는 실질적인 치료효과를 수반한다. 궁극적으로 많은 육체의 질병들이 일정 부분은 우리의 심리적 상태와 연관된 스트레스에서 비롯되기 때문이다.

또한 정유는 지금까지 알려진 가장 효능 있는 항균제 중 하나로 손꼽힌다. 아마도 앞으로는 최고의 천연적인 항생제로 자리잡게 될 것으로 보인다. 또한 침술과 비슷한 방식으로 우리 몸 속에 있는 예민한 에너지의 흐름을 원활하게 하는 데 보다 효과적으로 사용되는 것으로도 많은 주목받고 있다.

그 동안 향유가 쓰여온 용도는 식품과 화장품, 약품, 이렇게 세 가지 소모품이 주류였다. 식품에서는 레몬, 오렌지, 라임유처럼 천연 조미료로 사용되었고, 치약의 원료로도 이용되어왔다. 약품의 경우에는 가장 많이 쓰인 것이 방향제일 것이다. 그외에도 많은 치료제의 원료로 이용되기도 했다. 이 같은 향유는 수많은 식물들에서 추출하는 것으로 뿌리를 쓰는 창포, 잎을 이용하는 로즈마리, 꽃을 쓰는 라벤더, 껍질을 활용하는 계피 등이 있다.

## 6. 향기로 병을 고친다

 가만히 냄새만 맡는 것으로도 아픈 병이 나을 수 있다면 얼마나 좋을까. 그러나 이것은 공상만이 아니다. 실제로 천연향을 이용하는 아로마테라피, 즉 향기요법은 질병 치료방법의 일부분으로도 활발히 쓰이고 있다.
 이것은 19세기에서 20세기로 바뀌는 시점에서 확실한 의학적 분야로 자리잡았다. 각 질환마다 효과적인 향유의 목록도 밝혀져 소화기 계통에는 정향이나 라벤더, 박하, 로즈마리 등에서 추출한 향유가 일반적으로 쓰였다. 이것은 타액분비를 촉진해 소화작용을 좋게 하고, 변비나 위장 가스 등에 효과가 있다.
 또 심장 혈관이나 림프 조직, 호흡기 계통 질환에는 베르가못과 육계 유칼립투스의 오일 등이 널리 쓰였다. 이들

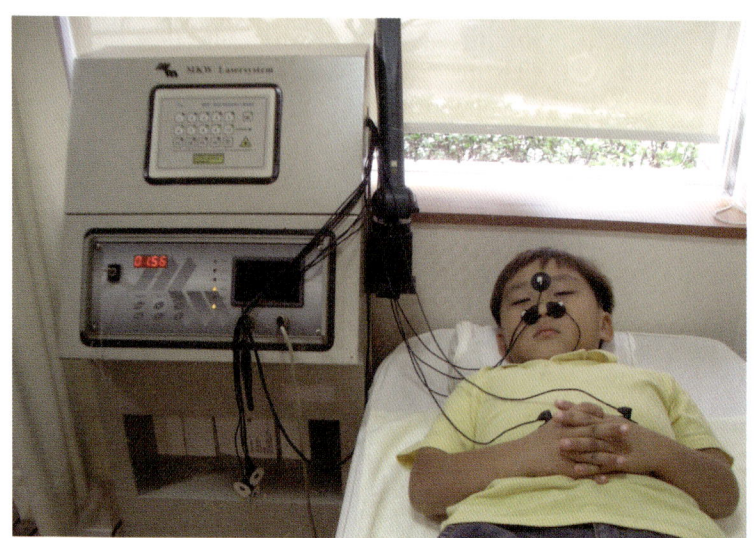
어린이 레이저 침 치료(통증 없는 침 치료방법).

향이 가진 살균·거담 작용으로 관련 질환에 매우 효과가 있다.

두통에는 클로버유가 애용됐다. 카밀레와 제라늄은 신장 결석 등 비뇨기 계통에 효과가 있으며, 생식 계통이나 출산, 혹은 분만 촉진작용을 하는 오일도 있다.

그 중에서도 향유가 가진 가장 큰 의학적 효과라면 마음의 병을 다스리는 데 뛰어나다는 것이다. 근심이나 신경과민, 과도한 긴장, 우울증, 히스테리 등의 증세가 나타날 때 라벤더나 일랑일랑, 베르가못, 장미, 박하 등에서 뽑아낸 정유를 사용하는 것이 보편적이다.

이 같은 향기요법에 쓰이는 재료는 어떤 것일까?

가장 대표적인 식물 중 하나는 유칼립투스이다. 이 나무의 원산지는 오스트레일리아로, 세계적으로 키가 가장 큰 나무 중 하나로 알려져 있다. 어떤 것은 146m 높이까지 자라는 것도 있다고 한다.

유칼립투스란 '잘 덮여 있다'란 뜻의 그리스어 '유칼립토스'에서 유래된 이름이다. 실제로 그 꽃봉오리들이 컵같이 생긴 막으로 덮여 있기 때문이다. 이 유칼립투스의 오일이 세상에 알려진 것은 독일의 식물학자이자 탐험가인 바론 페르디난트 폰 뮐러에 의한 것으로 밝혀져 있다.

유칼립투스의 가치는 특히 오스트레일리아에서 높이 인정받아왔다. '푸른 고무나무'로도 불리는 유칼립투스는 그곳의 오랜 민간 치료제였다. 19세기 후반에는 이것이 국가 전체에 널리 퍼져 전국민의 만병 통치약으로 사용될 정도였다. 그외에도 감기, 발열, 류머티즘, 이질, 비염, 신경통, 근육통 등의 치료제로 사용한 나라가 많다.

사실상 향료로는 많이 쓰이지 않는 것이 이 유칼립투스 오일이다. 흡입제와 가슴 마사지용으로 주로 쓰이며 오일 자체가 맑다. 장뇌향을 갖고 있고, 부드러우며 쓴맛을 지닌 것이 특징이다. 박하유를 함유하고 있지 않으면서도 맛을 보면 박하유처럼 차갑게 느껴진다.

살균효과가 특히 뛰어나다. 거담제나 진경제로서 호흡기 질환 치료에 효과가 높다. 특히 현대인들이 많이 앓고 있는 알레르기성 비염, 축농증, 천식 등 알레르기성 호흡기 질환에 탁월한 효능을 가진 것으로 알려져 있다. 대부분의 인후염에 매우 좋으며, 그 중에서도 가래 등 점액성 객담을 보이는 증상에 많이 이용된다.

이용하는 방법은 유칼립투스 오일을 물에 10 대 1로 희석시켜 '네브라이저'를 통해 코로 흡입하는 것이 있다. 이렇게 하면 알레르기성 비염으로 인한 콧물과 코막힘에 효과가 있다.

두통이 있거나 집중력이 떨어지고 기억력이 감퇴되는 증상을 개선시킨다. 네브라이저가 없을 경우 티슈나 솜에 오일을 두어 방울 떨어뜨려 코에 대도 같은 효과를 나타낸다. 백화점 아로마 매장 등에 가면 이 오일을 쉽게 구입할 수 있다.

## 7. 차를 이용한 비염, 두통 퇴치법

화학적 성분으로 이루어진 약물과는 달리 한방에서는 천연 약재를 치료에 이용하고 있어 부작용에 대한 염려를 한결 덜 수 있다. 그 중에서 우리가 일상생활 중 흔히 마시는 차도 비염이나 두통 등의 질병을 완화시키는 좋은 치료제로 쓸 수 있다. 차를 이용해 가정에서 누구나 손쉽게 활용할 수 있는 한방요법을 몇 가지 소개한다.

우선 비염으로 고생하는 환자들이라면 평소 죽염녹차를 가까이하는 것이 치료에 도움이 된다. 감기를 동반하는 비염에 재채기로 시작하는 초기 증세가 나타나면 녹차를 진하고 뜨겁게 우려 꿀을 타서 한 컵 마신다. 그러면 부었던 목이 가라앉고 목소리가 풀린다.

비염은 주로 건조한 저녁에 증세가 나타난다. 잠자리에 들기 전 차 6g에 물 1컵을 붓고 3분간 끓인다. 차 한 잔 분량에 죽염 2티스푼 정도를 넣는 것이 알맞다. 이것을 미지근할 정도로 식혀 이 물로 콧속을 씻는다. 두세 차례 계속 반복하면 코가 한결 편안해진다. 콧속을 소독한 다음 탈지면에 이 찻물을 적셔 콧구멍에 넣어두어도 효과가 있다.

찻물의 뜨거운 김을 이용하기도 한다. 차를 진하고 뜨겁게 끓여 그 김을 코로 들이마시면 막혔던 코가 시원해진다. 축농증 증세로 코 막힌 소리가 나면 죽염녹차를 적당히 식혀 한쪽 코를 막고 들이마셨다가 다시 흘려 내보낸다. 2~3회에 걸쳐 양쪽을 번갈아 하다보면 갑갑했던 코가 풀리고 콧물도 더 이상 흐르지 않는다.

평소 머리가 무거운 사람이라면 차 베개를 만들어 이용하는 것이 좋다.

차 베개를 만드는 방법은 극히 간단하다. 마시고 남은 차잎을 말렸다가 베개 속에 넣으면 된다. 이것을 베고 자면 스트레스로 인해 탁해진 머리가 맑아지고 은은한 차 향기가 편안하고 깊은 잠을 잘 수 있도록 해준다. 특히 머리를 많이 쓰거나 수면이 부족한 수험생에게는 약침이 될 수 있다.

차 베개는 신생아에게도 좋다. 조선시대 때 쓰여진 《규합총서》에서는 아기를 잘 자라게 하는 비결의 하나로, 머리를 차게 할 것을 이르고 있다. 아기에게 차 베개를 베게 하면 차의 찬 성분이 태열을 식혀준다. 땀을 많이 흘려 목덜미에 생기는 습진 예방에도 좋다.

차 베개에 넣을 차 재료로는 값이 싼 무거리 차를 구해 우려 마시지 않은 그대로 만들면 효과가 더 높다. 그런데

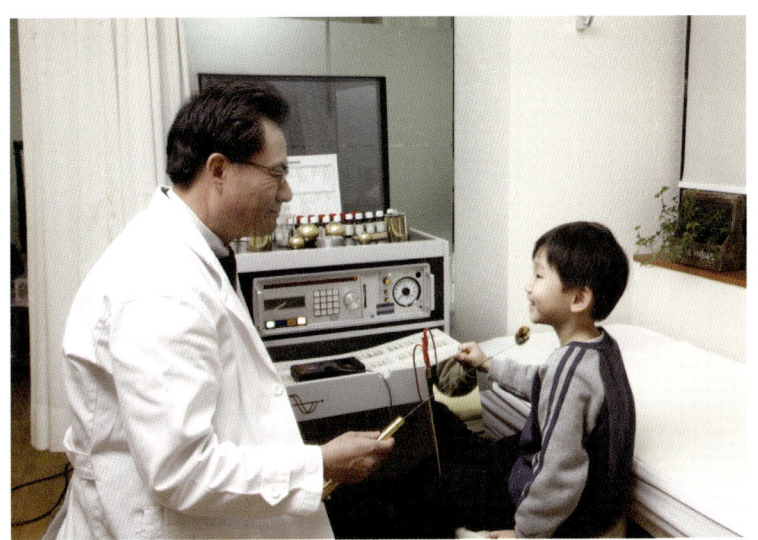
알레르기 어린이의 편도선 관찰.

차로만 만들면 가루가 날려 좋지 않으므로 베개 속에 넣을 때 메밀겨와 반반씩 섞으면 좋다. 속주머니를 만들어 차를 먼저 넣고 그 다음 겉주머니에 메밀이나 왕겨를 채우면 된다.

계절에 따라 제철에 나오는 국화 꽃잎이나 아카시아 꽃잎 등 그 시기에 맞는 꽃잎을 말려 함께 넣으면 향기와 효능이 더 좋아진다. 아침에 일어나면 몸이 가볍게 느껴진다.

태열을 식히기 위한 신생아 베개는 좁쌀과 차를 반반씩 섞어 위와 같은 방법대로 만들면 된다. 특히 어린 차잎을 따로 모았다 사용하면 차잎이 부드러워 촉감도 좋다. 단 쓰

칼럼 특집

# 소아 코알레르기

문화일보

**Q** 사시사철 감기를 달고 다니는 아이 때문에 걱정입니다. 특히 요즘처럼 쌀쌀한 계절에는 콧물과 재채기 증상이 더욱 심해 걱정이 큽니다. 혹시 알레르기가 아닌지요?

 이처럼 엄마들이 감기인 줄 알고 약을 먹여도 잘 낫지 않는 경우 진단해보면 코 알레르기가 원인인 경우가 많습니다. 증상이 계속되면 알레르기로 봐야지요. 특히 최근에는 대기오염과 식품공해, 그리고 부모들의 과잉보호 등으로 아이들의 정신력이 약해져 초등학생 이하 어린이의 절반 가량이 코나 기관지 알레르기 증상을 보이고 있습니다.

**Q** 아이가 이유식을 할 때 콩제품을 많이 먹였는데 그것 때문에 알레르기 비염이 생긴 것은 아닌가요?

 충분히 그럴 수 있다고 생각합니다. 우유, 콩, 달걀은 대표적인 3대 알레르기 식품입니다. 실제로 이들 식품을 많이 먹거나 모유보다는 분유로 자란 아이들에게서 알레르기 질환 발생률이 높게 나타납니다. 또한 이유식은 생후 6개월 이후 시작하는 것이 좋습니다.

엄마들이 아이를 보다 쑥쑥 자라게 하고 싶은 욕심에 이유식을 일찍 시작하기도 하는데, 이런 경우도 아이가 알레르기 비염에 걸릴 확률이 높습니다. 또 이유식을 하더라도 가능한 한 인스턴트 식품은 피하는 것이 좋습니다.

**Q 체질을 바꾸면 알레르기 증상이 개선될 수 있다고 하던데…….**

양방에선 알레르기 비염 치료로 항히스타민제나 부실피질 호르몬제 혹은 항원이 되는 물질을 주사해 면역을 증강시키는 면역요법 등을 많이 씁니다. 저항력이 떨어지면 재발되는 경우가 많으므로 흔히 알레르기 질환을 난치성 질환이라고 말합니다. 이와 달리 한방에선 알레르기 비염의 경우 근본적으로 면역력이 강화되지 않는 한 자극에 노출되면 증상이 다시 나타나므로 체질개선이 필요하다고 봅니다.

예를 들면 태음인의 경우 알레르기성 천식에 걸릴 확률이 가장 높으며, 몸이 냉한 체질의 소음인은 비염에 걸리기 쉽습니다. 따라서 체질적인 취약점을 먼저 보강시키는 치료가 우선입니다. 더구나 소아 비염의 30~40%는 성인까지 이어지는 경우가 많으므로 서둘러 치료하는 것이 바람직합니다.

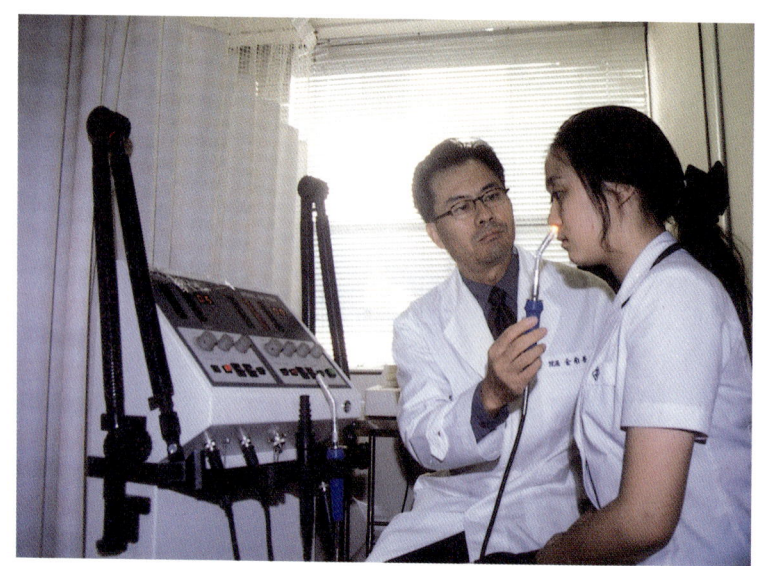

코 알레르기 치료법 중 하나인 '저출력 레이저 치료'.

고 있는 차 베개는 햇볕에 자주 말려야 하며, 1년에 한 번씩 속을 갈아주는 게 좋다.

　연약한 피부가 짓무르거나 태열이 있는 신생아들에게는 차로 목욕을 시키면 효과가 있다. 차를 우려낸 물로 목욕시키면 수돗물에 있을 수 있는 중금속이 해독돼 아기 피부가 보호되고, 허벅지나 기저귀로 인해 생기는 습진도 없어지며, 태열도 가라앉는다. 차에 들어 있는 사포닌 성분이나 기름기 또는 냄새를 없애주는 수렴 성분이 그 같은 효과를 가져다주는 것이다.

차 목욕을 시킬 때는 신생아가 잠길 정도의 목욕물을 받아 여기에 녹차 3티스푼을 다관에 우려 그 물을 목욕물에 함께 섞는다. 또는 봉지 차 3개를 목욕물에 그대로 담아 써도 된다. 베 주머니에 차잎을 넣어 목욕물에 담근 채로 목욕을 해도 된다. 차 목욕 후에는 별도로 겨드랑이나 사타구니에 베이비파우더를 바를 필요가 없다.

## 8. 한방으로 이기는 알레르기 비염

알레르기 비염으로 고생해본 사람이라면 한 번쯤 소청룡탕에 대해서 이름을 들어보았을 것이다. 소청룡탕은 한방에서 쓰이는 코 알레르기 치료의 가장 대표적인 처방이다. 이것의 주성분은 마황, 계지, 오미자, 건강, 세신 등의 8가지 약재이다. 이것을 기본으로 하여 각 환자의 체질과 증상에 따라 그외의 다른 약재를 더 첨가하기도 한다.

보다 높은 효과를 보자면 소청룡탕을 복용하는 방법 외에 저출력 레이저 치료법과 침 치료를 병행하는 것이 좋다.

최근 발표된 한 임상 결과 보고자료에 따르면 알레르기성 비염 환자에게 침을 놓은 뒤 레이저 치료를 겸하는 한·양방 복합치료가 효과적이라는 연구 결과가 나와 이목을 끌었다.

이 자료는 1996년 1월부터 2월까지 한의원에 찾아온 알레르기 비염 환자 중 콧물과 재채기를 하는 환자와 코가 막히는 환자를 각각 50명씩 선정하여 경혈 부위인 합곡, 즉 엄지와 집게손가락 사이 부분과 영향, 즉 양쪽 콧방울 옆, 그리고 눈썹 사이를 말하는 인당, 목의 뒷덜미 가운데 오목한 부분인 풍지 등 네 곳에 하루 20분간 침을 놓은 뒤 그 결과를 관찰한 것이다.

치료 결과 첫 번째 그룹에서는 전체의 84%에 이르는 42명에게서 콧물과 재채기 증세가 사라지는 효과가 나타났고, 두 번째 그룹은 76%인 38명에게서 증상의 호전 및 치료효과가 나타났다.

이와 함께 치료효과를 높이기 위해 저출력 온열 레이저를 콧속 점막에 3분간 직접 쏘이고, 마황·계지·오미자 등 8가지 약초로 구성된 소청룡탕을 투약했다. 그러자 치료효과가 91%까지 높이 올라갔다. 그 중 레이저 치료는 열 에너지를 통해 온열 자극 효과를 주어 염증과 코 점막의 부종을 가라앉히는 효과가 있었다.

그외에도 재채기가 심한 경우에는 환자 스스로 집에서 직접 병행할 수 있는 보조요법도 있다. 섭씨 45도쯤 되는 따뜻한 물수건으로 코 부위를 뜨겁게 해주고, 영향과 풍지를 꼭꼭 눌러주면 증세가 한결 가라앉는다.

알레르기 현상에 대한 의학적 풀이는 양·한방에 다소 차이가 있겠지만, 한방에서는 체내 수분의 신진대사 이상으로 인해 알레르기가 발생되는 것으로 본다. 몸 안에 수독이 쌓여 폐가 냉하게 되면 콧물과 재채기가 심해진다는 것이다. 따라서 알레르기성 비염은 간이 크고 폐가 작은 태음인 환자에게 많다.

알레르기 증상이 있는 태음인이라면 소청룡탕에 온성인 약을 체질과 병증에 맞게 넣어 쓰는 것이 좋다. 그 중에서도 소청룡탕에 들어 있는 마황의 성분은 태음인에게 효과적인 치료 성분으로 작용한다.

또한 태음인은 특히 몸에 수독이 많이 쌓여 있어 이것을 땀으로 배출시켜주는 것이 필요하다. 따라서 사우나 목욕 등을 통해 수시로 적당한 정도의 땀을 흘리는 것이 질병 치료에도 도움이 된다.

# 9. 통증 없는 간단한 알레르기 진단 및 치료

지금까지 알레르기의 원인은 항상 알레르기 반응검사를 통해서 알 수 있었으며, 발견된 알레르기 요인을 접하거나 취하는 것을 금해왔다. 그러나 이제는 바이콤(Bicom)을 기기를 통해 간단하면서도 고통을 주지 않고 즉석에서 알레르기 요인을 찾을 수 있다. 또한 치료 후에 알레르기 요인을 접

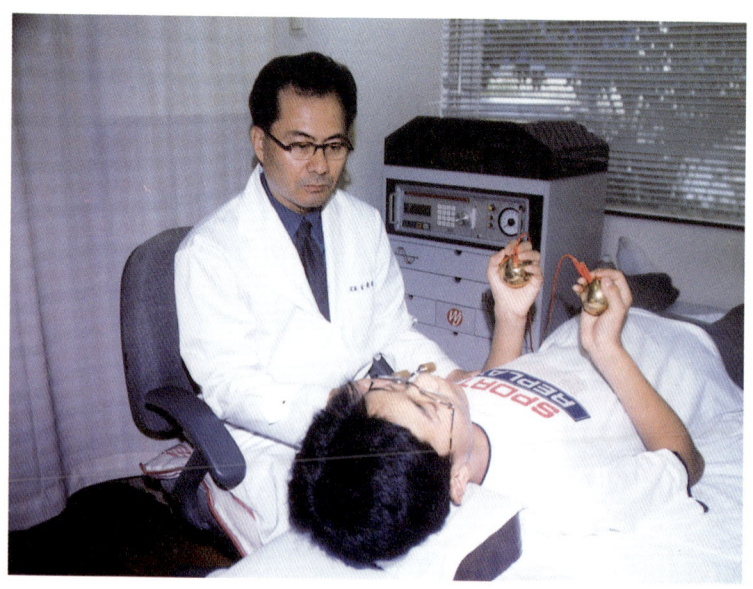

코 알레르기 환자의 바이콤(Bicom) 치료.

하거나 취해도 전혀 알레르기 반응을 나타내지 않는다.

독일의 한 연구소는 알레르기 증상의 원인을 다음 세 가지로 분류하고 있다.

첫째, 음식이나 그밖의 다른 물질, 우리 몸에 전혀 해롭지 않으나 몸의 기관에서 잘못 인식한 경우 알레르기 반응을 일으킨다. 이것이 일반적인 알레르기 현상이다.

둘째, 입 안의 치아 치료가 너무 많은 독소적인 재료(예 : 아말감)로 되어 있거나 또는 서로 다른 치아 치료 재료간에 전기적인 전압과 전류를 과다하게 일으킬 경우 몸의 전체적인 에너지가 구강에 소비되므로 몸에서 일어나는 질병을 치료할 수 없게 된다. 이렇게 일어나는 현상을 알레르기로 잘못 인식할 수 있다.

셋째, 집이나 건물, 지면 또는 생활공간이나 작업장 등에서 독소적인 요소를 너무 많이 접했을 때 일어나는 현상이다. 풍토병이라고 할 수 있으나, 이것 또한 알레르기로 잘못 인식될 수 있다.

위의 세 가지 알레르기나 또는 비슷한 증상은 바이콤 기기를 통해 치료할 수 있다.

### 기기의 원리

지금까지의 의학은 생화학적인 진보를 계속해오며 많은

성과를 이루기도 했지만, 부작용 또한 많이 나타나고 있다. 그러나 현대에 와서 생물리학적인 연구가 한층 더 활발하여 생화학적인 것에 의한 부작용을 없애며 보다 원천적인 병의 원인을 진단하고 치료할 수 있는 물리의학이 개발되었다.

"우리 몸에는 에너지가 있다. 이것은 좋은 전자적인 파장이며 물리적으로 측정할 수 있고, 또한 생체적으로 상당히 생동적이다." 이것은 포프(F. A. Popp) 박사에 의해 학문적으로 증명되었으며, 10여 년 전부터 모렐(Morell) 박사에 의해 환자 자신의 파장을 이용한 치료법이 실제로 시행되었다.

이 치료법은 생체의 반향 치료로서, 신체 회복력과 활동을 방해하지 않고 자가 조정능력을 위한 신체의 자발적 치료 에너지를 주게 된다. 즉 병적인 파장에 치료 파장을 보냄으로써 근원적인 병의 요인을 없애는 것이다. 이것이 이 치료법의 중요한 목표 중 하나이다.

모렐 박사의 파장치료 이론에 기초한 치료는 10여 년 전부터 범세계적으로 좋은 결과를 얻으면서 1,000명 이상의 의사들에 의해 관찰되었고, 오늘날 '생체공명치료'라고 명명되었다.

이 치료법은 도입될 때(1977~78년)부터 많은 사람들이 성공적이라는 것을 인식하고 있었다. 현재 남부 독일, 스위스, 오스트리아에서만도 3,500명의 의사들이 이 바이콤 기기를 가지고 좋은 치료 성과를 보고 있으며, 세계적으로 급속히 파급되고 있는 상황이다.

이 바이콤 치료는 다른 의학적 경험을 무시하는 것이 아니라, 그와 더불어 의사의 치료에 한층 더 효과를 가져올 것이다.

### 경락을 통한 기관 질병의 진단 및 치료

인체의 장부를 포함한 각 기관들이 손과 발의 경락과 연결되어 있다는 볼(Voll) 박사의 이론에 근거하여, 손과 발의 경락을 측정하여 병소를 진단한 후 각 병소에 해당되는 치료 프로그램을 실행시켜 치료한다.

### 생체공명치료란

① 인체 내 및 주위에는 전자장 파장이 존재하며, 이 파장은 생물 물리학적 작용에 우선하고 이를 조절한다.
② 인체 내에서는 생리학적 파장 외에 독성, 부상, 염증, 만성 질환 등에 의해 생겨나는 병리적 파장들이 존재한다.
③ 생리적·병리적 파장들은 '환자 고유의 파장'이다.
④ 환자 고유의 파장은 인체의 표면에서 케이블을 통해 치료기기로 전해지고 치료기기인 바이콤으로 인해 치료

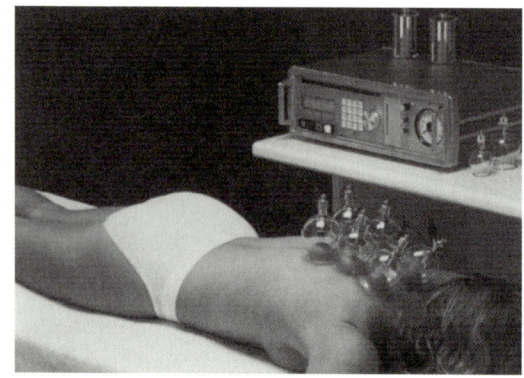
어혈을 치료하는 부항

파장이 생성된다.
⑤ 생성된 치료파장은 전극을 통해 다시 환자에게 전해지고 이 파장은 인체 내에서 치료작용을 한다.
⑥ 치료파장은 인체 내에서 병리적 파장을 소멸 또는 감소시키고 생리적 파장을 자극, 강화시켜 치료효과를 환자가 느낄 수 있게 된다.
⑦ 위와 같이 바이콤 공명치료의 주요 목적은 병리적 파장은 감소, 제거하고 생리적 파장을 강화시켜 내재한 자생력을 활성화시켜서 환자를 치유하는 데 있다.

**임상 예**

① 수맥의 영향으로 건강상태가 나쁜 사람이 있었는데 바이콤의 수맥치료 프로그램 700번으로 치료한 결과 여러

증상들이 매우 호전되었다.

② 41세의 부인으로 수차례의 자연유산 경력이 있으며 류머티즘 관절염으로 고통받고 있었다. 바이콤의 자궁흉터 안정 프로그램 910번으로 치료한 후 증상이 현저히 개선되었다.

③ 출생 직후부터 아토피성 피부염으로 전신 가려움증, 진물 등으로 고생하던 9세 여아로 998번 우유와 밀 알레르기 제거 프로그램으로 치료하여 가려움, 진물 흐르는 증상이 현저히 개선되었다.

④ 38세 여자 환자로 1년 이상 우측 편두통으로 고생하였는데 바이콤의 999번 아말감 독소 제거 치료로 편두통이 해소되었다.

⑤ 40세 남자로 매년 봄·가을만 되면 꽃가루 알레르기로 고생해왔는데 바이콤의 1000번과 998번으로 치료하여 10년 만에 처음으로 증상 없이 가을을 지낼 수 있게 되었다.

# 7

## 수험생의 코 알레르기 치료법

## 1. 수험생과 축농증

"우리 아이는 하루종일 책상 앞에만 앉아 있는데도 이상하게 성적이 안 올라요."

좀처럼 틈을 주지 않는 학교 공부에다 과외까지 하는데도 도무지 성적이 오르지 않는 게 이상하다고 말하는 부모들이 많다. 실제로 납득이 잘 가지 않는다. 그런데 가만히 아이의 공부 환경을 살펴보면 의외의 방해 요소들이 숨어 있다는 것을 알 수 있다.

그 중 하나가 건강문제이다. 몸에 뭔가 조금이라도 이상이 있으면 공부에 집중하기가 어려워지고, 그 때문에 성적이 오르지 않는 것은 당연한 일이다. 이는 학생들 스스로도 호소하는 부분이기도 하다.

최근 한 병원에서 실시한 설문조사 결과를 보면 학업에 가장 지장을 주는 요소가 무엇인가라는 물음에 대해 남학생은 41.2%, 여학생은 40.5%가 '건강 문제'를 꼽았다. 건강한 육체에 건강한 정신, 건강한 지적 활동이 있을 수 있음을 실감케 하는 얘기이다.

요즘 수험생들은 가뜩이나 피로하다. 정신적·신체적인

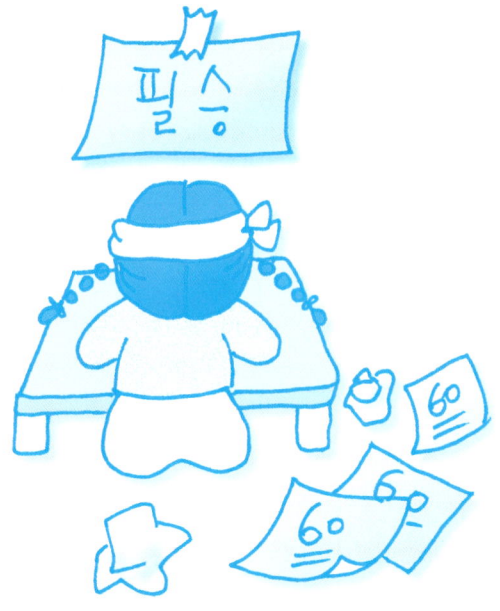

　입시 압박으로 숙면을 취하지 못하고 식사까지 불규칙하게 하다보면 온몸이 지치게 마련이다. 특히 일교차가 심한 환절기가 다가오면 아예 감기를 달고 있다. 누런 콧물이 흐르는 축농증 환자도 있다. '콧속의 연못'이라는 뜻으로 한의학에서는 비연(鼻淵)이라 부르는 축농증, 무척 성가신 질병이다.

　축농증은 나쁜 기운과 열이 폐로 침범한 뒤 이것이 풀어지지 않아 생기는 것으로, 탁한 콧물이 계속 나오다가 맑아지면서 멈추는 과정을 밟는다.

　대개 입시 수험생들은 축농증에 골머리를 앓으면서도 공

부시간에 쫓겨 치료시기를 미루기만 하다가, 결국 그 증세가 극에 달하고서야 할 수 없이 병원을 찾는 경우가 많다. 축농증의 증세는 코막힘과 두통 등이다. 청소년기에 축농증이나 알레르기성 비염을 앓았으나 이와 유사한 이유로 치료의 때를 놓쳐 결국 평생을 이 때문에 고생하는 사람도 적지 않다.

당장의 증세만 본다면 그리 심각하지 않은 병으로 여기기 쉽다. 일반적으로 코가 막히거나 콧물이 계속 흐르는 것 외에는 별다른 증상이 없기 때문에 치료를 차일피일 미루기 쉽다. 그러나 이것이 만성으로 자리잡으면 짧게는 수년에서 길게는 수십 년 동안 증상이 계속되고 심하면 생명의 위험을 초래할 수도 있다.

간혹 성급한 환자들 중에는 병원을 찾자마자 1~2주 내에 축농증을 고쳐달라고 주문하기도 하지만, 이것은 축농증에 대해 잘 몰라서 하는 얘기이다. 만성 축농증을 그 짧은 기간 내에 고치기란 한마디로 불가능하다. 축농증 수술은 맹장 수술과는 전혀 다른 것으로, 수술 후에도 장기적인 치료가 필요하다.

정 학업에 쫓기는 학생이라면 방학이라도 활용해 축농증의 치료시기를 놓치지 말아야 한다. 이에 맞춰 축농증 치료를 전문으로 하는 각 병원들마다 방학 중 축농증과 비염에 대한 전문 클리닉을 개설하고 이들의 치료와 상담도 실시하고 있으니 이것을 잘 이용해보기 바란다.

'공부하기도 바쁜데 치료는 나중에!' 라는 것은 공부의 전후 순서를 모르고 말하는 핑계일 뿐이다. 공부를 잘 하고 싶다면, 우선 집중력을 분산시키는 자신의 질병부터 깨끗이 치료한 뒤 더욱더 건강한 상태로 학습에 임하는 것이 현명한 자세이다.

## 2. 감기 박사 C군

해마다 수능 시험일이 가까워지면 병원을 찾는 고3 수험생들이 의외로 많다. 대개 학년 초부터 중반까지는 어떠한 신체 이상이 있어도 참고 버티다가 결국 수능 시험일 무렵에서야 그로기 상태가 되어 찾아오는 것이다.

S고등학교에 다니는 18세 C군. C군은 초등학교 때부터 툭하면 감기에 걸려 친구들 사이에서도 '감기 박사'란 별명이 붙을 정도로 자주 감기를 앓고 다녔다. 1년 중 감기에

걸리지 않고 넘어가는 달이 거의 없었을 정도였고, 심지어 작년까지도 그렇게 지내왔다.

처음에는 단순한 감기인 줄로만 알고 그때그때 아플 때마다 이비인후과나 내과를 다니며 치료를 받았다. 그러다 근래에 와서야 이 병이 알레르기 체질에서 오는 알레르기 비염이라는 것을 알게 되었다. 그러다 작년부터는 축농증까지 겹쳐 공부조차 제대로 할 수 없게 되었다. 시험이 바로 내일 모레인데, 뭔가 빠른 치료법이 없겠냐고 안타까운 표정으로 의사를 쳐다본다.

사실 C군과 같은 수험생들이 참 많다. 가장 딱한 것은 알레르기 비염과 만성 축농증이 함께 나타나는 경우로, 그 고생은 이루 말할 수 없을 정도이다. 알레르기 비염 환자는 모닝 어택을 시작으로 괴로운 하루를 보낸다. 아침에 일어나자마자 발작적으로 지속되는 재채기와 물같이 흐르는 맑은 콧물로 짜증스럽기만 하다.

수험생들에게는 알레르기 비염과 만성 축농증만큼 무서운 적도 없다. 공부하려고 책상 앞에 앉아 있을 때 조금만 고개를 숙여도 금세 코가 막히고 매운 것이 그 특징이다. 그러므로 공부 자체가 어려워진다. 하다 못해 이때 머리 아픈 증세만 없어져도 공부는 훨씬 수월해질 것이다.

C군의 경우에는 자세한 진찰을 통해 증상을 파악한 뒤 한

**칼럼 특진**

## 만성 축농증, '열'부터 다스려야

국민일보

공부하는 수험생의 최고의 적은 축농증이다. 누런 콧물이 흐르는 축농증을 한의학에서는 '콧속의 연못'이라는 뜻의 비연(鼻淵)이라고 부른다.

나쁜 기운과 열이 폐로 침범해서 풀어지지 않아 생기는 것으로, 탁한 콧물이 계속 나오다가 맑아지면서 멈춘다. 이럴 때 쓰는 약으로 대표적인 것이 창이자, 갈근, 방풍, 형개 등이다. 체력이 떨어지면 양기가 약해지는데 이때는 황기, 신이화, 길경, 백지 같은 약을 쓴다. 이런 약을 사용하면 쉴새없이 흘러나오던 콧물이 서서히 그치면서 완전히 치료된다.

코가 막히면 머리가 멍해지면서 아프고 눈이 충혈되고 가래가 끓어 피로해진다. 주로 급성 비염이나 부비동에 염증이 있을 때 이런 증상을 보인다. 두통은 코가 막혔을 때 나타나는 대표적인 증상이다. 대부분 앞머리 이마 쪽부터 통증이 시작돼 차츰 머리 전체가 아파오고 뒷목덜미까지 퍼진다.

머리가 무거운 증상인 두중감은 만성적인 염증이 있을 때 나타난다. '머리가 무거워서 항상 모자를 쓴 것처럼 갑갑하고 정신이 나지 않는다'고 호소하는 학생들이 바로 이런 경우이다. 또 코가 막히면 주의력이 약해지고 정신적으로 불안정한 상태가 된다. 이런 상태를 '비성(鼻性) 주의집중 불능증'이라고 부르기도 한다. 이렇게 되면 집중력이 떨어지고 아무리 공부를 해도 능률이 오르지 않는다.

축농증의 주요 증상은 코막힘이다. 이에 대한 처방은 몸의 상태와 병의 진행 속도에 따라 달라진다. 한방 치료는 대개 기를 통하게 하고 열을 풀어주는 방법을 쓴다. 한의학에서는 풍한(風寒)과 열 때문에 코가 막히는 증상이 발생하는 것으로 보고 있다.

감기 등 외부로부터의 감염은 풍한 때문이다. 이때는 맵고 열을 발산시키는 약재를 사용해야 한다. 속에 열이 생겨 막혔을 때는 이를 풀어주고 피를 맑게 해주는 약을 쓴다. 폐나 심장에 있는 열 때문이라면 황금, 지모, 승마, 갈근 등의 약을 주로 쓴다.

약을 먹도록 처방했다. 물론 약을 거르는 일 없이 꾸준히 복용하도록 했다. 그 결과 3개월 만에 그 심한 코 알레르기와 축농증이 한꺼번에 가라앉았다.

하지만 증세는 거의 없어진 반면 코 안에 딱지가 잘 생기고 콧물이 자꾸 목구멍으로 넘어간다고 했다. 왜 그럴까? 마음속으로 짚이는 데가 있어, 약 복용과 함께 해보라고 한 비강 세척법은 얼마나 해보았느냐고 물었더니 처음 몇 번만 하다가 말았다고 실토했다.

그것이 문제였다. 코 알레르기 체질은 개선했으나 축농증이 완전히 치료되지 않는 사람들은 비강 세척을 하면 쉽게 낫는데, 이것을 게을리한 것이다.

사실 비강 세척법은 누구에게나 금방 친숙해질 만한 치료법은 아니다. 하지만 한번 두번 습관처럼 해나가다보면 차츰 적응할 수 있다.

우선 고개를 젖힌 뒤 스포이드나 스펀지를 이용해 생리식염수를 코에 집어넣는다. 흘러들어간 식염수와 함께 콧물과 코딱지 등이 목구멍을 통해 나오면, 그것을 뱉어내면 그만이다.

비상 세척법을 나시 절서하게 시켜나가기 시작한 C군은 그 확실한 결과에 깜짝 놀랐다. 그를 면담하고 치료를 시작한 지 5개월 뒤, 콧속의 가려움증도 완전히 없어졌고 성적도 몰라보게 향상되었다. 공부든 치료든, 원칙을 꾸준히 지켜나가다보면 결국 그 보답을 받게 마련이다.

## 3. 상속받기 싫은 선물, 코 알레르기

코 알레르기도 유전이 될까? 단정적으로 말할 수는 없지만 일단 그런 확률이 높은 것으로 알려져 있다. 학계에서 보고된 통계에 따르면 코 알레르기가 있는 학생 중 부모 가운데 한 사람이 코가 나쁘거나 혹은 부모 둘 다 코 알레르기가 있는 예가 적지 않다.

수치로 보면 부모 중 한 사람이 코가 나쁘면 그 자녀 중 50%가 알레르기가 있게 되고, 부모 모두 알레르기이면 2세에서는 90% 이상 알레르기 체질인 것으로 나타났다.

그러므로 자신이 알레르기를 앓고 있는 부모라면 아이들의 코에도 혹시 이상이 생기지는 않았는지 늘 관심을 갖고 지켜보는 것이 좋다. 그리고 뭔가 이상한 증세가 나타나면 즉시 병원을 찾아 치료하는 것이 알레르기 비염으로 확대

되지 않도록 미리 예방하는 길이다. 역시 조기 치료가 가장 중요하다.

한방에서는 알레르기 비염 치료를 위해 대표적으로 창이자, 갈근, 방풍, 형개 등을 쓴다. 체력이 떨어지면 양기가 약해지는데 이럴 때는 황기, 신이화, 길경, 백지 등이 그 처방으로 활용된다. 이러한 약을 쓰면 끊임없이 흘러나오던 콧물이 서서히 그치면서 완전한 치료효과를 볼 수 있다.

코가 막히면 머리가 멍해지면서 아프고 눈이 충혈되거나 가래가 끓게 된다. 주로 급성 비염이나 부비동에 염증에 있을 때 나타나는 증상이다.

두통은 코가 막혔을 때 발생하는 가장 대표적인 신호이다. 통증은 주로 앞머리 이마 쪽에서부터 시작되어 차츰 머리 전체로 번지며, 나중에는 뒷목덜미로 퍼진다.

만성적인 염증일 때는 두중감, 즉 머리가 무거운 증상이 나타난다. '항상 머리가 무겁고 꼭 두꺼운 모자를 눌러 쓴 것처럼 갑갑하고 정신이 맑지 않다'고 호소하는 학생들이 바로 이런 경우에 해당된다.

코가 막히면 집중력도 떨어지고 정신적으로도 불안정한 상태가 된다. 이것을 '비성(鼻性) 주의집중 불능증'이라고 부르기도 한다. 이 상태가 되면 자연히 학습능률도 떨어진다. 집중력이 저하되는 데서 오는 결과이다.

이 같은 축농증의 증상들, 특히 코막힘을 해소하자면 몸의 상태와 병의 진행속도에 따라 처방하는 것이 중요하다. 한방에서는 대개 기를 통하게 하고 열을 풀어주는 방법으로 치료를 한다. 코막힘에 대한 한의학적 분석은 풍한(風寒)과 열 때문인 것으로 본다.

감기 등 외부로부터의 감염은 풍한 때문에 오는 것으로 풀이하며, 이에 따라 맵고 열을 발산시키는 약재를 사용한다.

열에 의한 증상은 그 발생 부위와 특징에 대해 각각 다른 약을 쓰기도 한다. 속에 열이 생겨 막혔을 때는 이를 풀어주고 피를 맑게 해주는 약을 쓰고, 폐나 심장에 있는 열 때문이라면 갈근, 승마, 지모, 황금 등을 이용하는 것이 보통이다.

## 4. 수험생을 위한 건강관리법

공부도 인생도 체력전이다. 몸이 건강하지 않고서는 그어떤 성공도 그림의 떡이다. 스트레스를 줄이고 체력은 높이는 것, 그것이 자신이 원하는 일을 하기 위한 가장 기본적인 조건이다.

해마다 수능 시험철이 다가오면 수험생과 재수생은 물론 가족 모두가 초조함과 긴장감에 사로잡히게 된다. 두통과 불면증, 소화불량 등 갈수록 심각한 문제로 떠오르고 있는 '수험생 증후군'. 학생들에게는 여간 고통스러운 짐이 아닐 수 없다.

그럼 어떻게 하면 이 수험생 증후군 없는 건강한 학창시절을 보낼 수 있을까? 그것은 수험생 본인과 가족들의 철저한 생활관리와 마음먹기에 달려 있다. 현실적으로 정기적이고 충분한 휴식을 취할 수 없는 것이 수험생의 처지이지만, 적극적이고 긍정적인 사고를 가지고 작은 일상생활에서 하나하나 개선해나가면 좋은 결과를 가져올 수 있다.

입시를 맞이하는 수험생들에게 가장 문제가 되는 것이 막바지 건강관리법이다. 본인에게는 1분, 1초가 아쉽겠지만 오히려 숙면을 취하면서 집중력을 유지하는 것이 효율적이다.

그리고 공부에 대한 중압감 때문에 수면시간을 줄이는 것은 좋지 못하며, 하루에 최소한 다섯 시간은 자야 오히려 집중력, 암기력을 유지할 수 있다. 낮에 졸리지 않더라도 잠이 부족하면 자신도 모르게 학습능력이 떨어지게 된다. 잠을 줄여봐야 오히려 역효과를 볼 수 있다는 것이다.

그러나 적당한 수면을 취하면서도 일찍 일어날 수 있어야 한다. 이것은 훈련이 필요하다. 수면과 같은 생체리듬은 어느 날 하루아침에 조절될 수 있는 성질의 것이 아니기 때문이다. 수능시험 시간에 맞춰 기상시간을 조절해야 시험 당일에도 무리없이 최고의 컨디션을 유지할 수 있다.

잠의 질도 문제가 된다. 숙면을 취하기 위해서는 평소 불면증이 있는 학생이라면 낮잠을 피하고 규칙적인 운동을 하는 것이 좋다. 커피나 홍차 등 카페인이 함유된 음료는 오전에 마시고, 잠자기 한 시간 전에 따뜻한 물로 샤워하면 숙면에 도움이 된다. 따뜻한 우유를 마시는 것도 도움이 된다. 우유에 함유된 칼슘은 신경을 안정시키는 효과가 있다.

수험생 가운데는 만성 피로 증세를 보이는 경우도 많다. 이것도 수면과 연관되어 있다. 미국 질병통제센터에서는 '쉬어도 낫지 않고 일상생활에 막대한 지장을 초래하는 원인불명의 피로가 6개월 이상 계속되는 증세'를 만성 피로로 정의하고 있다. 이 질환이 있으면 늘 큰병이 있는 것처럼 온몸이 나른하고 항상 졸립다. 잠을 자도 피로가 풀리지 않고 머리가 아프며 집중력과 의욕이 떨어진다.

이 만성 피로 증후군을 해결할 수 있는 가장 좋은 방법은 잠을 잘 자두는 것이다. 이것이 의사들이 권하는 제1의 처방이다. 이때 얼마나 오래 자는가가 문제가 아니라 얼마나 깊이 잘 수 있는가, 숙면의 정도가 문제시된다. 적은 시간이라도 숙면하는 것이 대단히 중요하다.

또는 가족과 대화를 나누거나 잠시 쉬면서 정신적인 휴식을 갖는 것도 피로를 푸는 좋은 방법이다. 수면이든 일상생활 속에서든 지나친 긴장으로 경직된 심신을 아무런 경계 없이 편안히 이완시켜주는 휴식법이야말로 제2의 에너지 발산을 위한 가장 기본적인 조건이 되는 것이다.

## 5. 수험생병, 이렇게 막는다

요즘 청소년들은 유난히 잔병이 많다. 특히 수험생이라는 이름표만 달고 나면 일상생활 중 온갖 이상 증세들이 나타나기 시작한다. 그 중 하나인 수험생의 소화불량과 두통은 정신적인 압박감에서 나오는 것이 보통이다. 공부에 대한 지나친 스트레스로 비장과 위장 기능이 떨어지면서 나타나는 현상이다.

일단 소화불량으로 고생하기 시작하면 학습에도 지장이

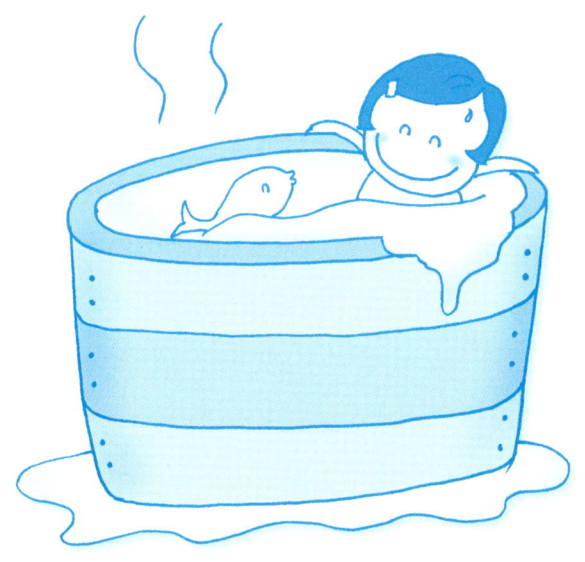

생긴다. 소화가 안 되면 뇌에까지 가야 할 영양소가 제대로 공급되지 않아 늘 머리가 무겁고 집중력이 저하된다. 이를 해소할 수 있는 방법으로는 위의 부담을 덜기 위해 소식하는 것이 좋다. 규칙적인 식사를 하되 조금씩 자주 먹는 것이 좋고, 자극적인 음식은 피하도록 한다.

수험생의 두통은 대부분 긴장성 두통이다. 시험을 보고 난 뒤 느끼는 두통 등이 그 예이다. 두통은 주로 늦은 오후나 저녁에 발생하며 피로하다 싶을 때 자주 재발한다. 진통제를 쓸 경우에는 아스피린이나 타이레놀 등 가벼운 진통제가 좋으며, 항우울제 등의 약물을 복용할 때는 전문의와 상담해야 한다.

  약물 이외의 요법으로는 샤워법이 있다. 따뜻한 물로 샤워를 하면 혈액순환이 잘 되고 기분이 안정돼 두통이 해소된다. 따뜻한 물에 고춧가루 약 2스푼을 타서 20분 정도 발을 담그는 것도 두통 해소에 효과적이다.

  음식을 이용하는 방법은 없을까? 영양사들의 조언에 의하면 시금치, 미나리, 무, 생강, 파, 된장, 꿀 등이 두통 해소에 좋고, 수분과 염분이 많은 음식은 피하는 것이 두통을 덜어주는 방법이다.

  청소년기는 '피가 끓는 시기'이다. 이것은 한의학에서 보는 견해이기도 하다. 이때는 상체로 열이 많이 올라간다. 스트레스로 인해 가슴과 머리에 열이 가중되면 축농증, 비염, 만성 기침 등의 질환이 생기기 쉽다. 대신 하체는 상대적으로 냉해져 설사, 변비, 복통, 식욕부진 등이 일어난다.

  그 중 청소년기의 축농증, 비염 등은 집중력을 방해하는 한 요인이다. 코에 문제가 생기면 두뇌활동이 저하되고, 코가 막혀 산소공급이 순탄치 못하게 되면 뇌로 보내지는 산소 공급량이 부족해 공부는 물론 일상생활을 위한 두뇌활동에도 지장을 받게 된다. 코 감기로 코가 막혀 있으면 항상 머릿속이 꽉 막힌 듯 답답한 것도 이런 이유 때문이다.

  특히 축농증이나 알레르기성 비염이 있는 수험생은 코를

숙이면 코에 혈액이 많이 쏠려 더욱 답답해지고 집중력이 떨어진다. 한방에서 축농증은 비연(鼻淵)이라고 해, 코 인근 뼈 사이에 끈적끈적한 농이 차는 질환으로 대부분 코가 막히고, 콧물이 계속 나오면서 머리가 무겁고 냄새를 잘 맡지 못하는 증상을 말한다. 이것이 고쳐지지 않고 계속될 경우 기억력이 감퇴되고 주의력이 산만해지며 무기력감이 나타나, 한창 공부에 집중해야 할 수험생에게는 치명적이다.

아무리 학업이 바쁘더라도 축농증 치료를 미뤄서는 안 된다. 증상이 나타나면 즉시 병원을 찾는 것이 오히려 더 득이 된다. 계속 방치하면 치료비용과 시간이 더 들 뿐만 아니라, 그 때문에 학업에 지장을 받아 성적도 오르지 않게 된다. 수험생이 그러한 증상을 보이면 빨리 대처하여 치료를 서둘러야 한다.

## 6. 한방에서 본 축농증의 증상과 치료법

축농증은 어떤 질환이며 왜 생겨나는 것일까?

사람의 코 주위 안면골 속에는 공기가 차 있는 빈 공간이 있다. 코 주위에 있다고 해서 부비동이라고 부르는데, 축농증이란 바로 이 부비동에 염증이 생기는 것을 말한다.

원래 부비동과 코는 작은 구멍으로 연결되어 있다. 그런데 어떤 이유에서든 이 연결 구멍이 막히게 되면 부비동 균이 증식되고 농이 쌓인다.

그렇게 되면 곧 코막힘, 콧물, 후각 장애, 두통 등의 증상이 뒤따라온다. 아직 증상이 경미한 정도라면 의사의 처방에 따라 약물치료와 코 세척, 운동요법으로 이 증상을 해소할 수 있다.

축농증이 생기면 우선 불편한 일이 한두 가지가 아니다. 코가 막히면 집중력이 저하되고 주의가 산만해진다. 머리가 답답하고 도무지 뭔가를 생각하는 일이 원활하지 않다. 한방에서는 이럴 경우 맥문동과 원지를 3 대 1의 비율로 끓여 마시기를 권한다. 맥문동은 코를 촉촉하게 하는 효과가 있고, 원지는 정신을 맑게 하므로 수시로 마시면 좋다.

비강 세척 방법을 이용하는 것도 코 질환에는 효과적이다. 코 세척은 생리식염수를 직접 코로 들이마시거나 주사기, 코 세척기, 관장기 등을 이용한다.

운동을 이용하는 방법도 있다. 콧속이 탄력을 잃고 부어 있을 때 특히 좋은 효과를 볼 수 있다. 하루에 3~4차례 조깅이나 팔굽혀펴기 등을 하면 코 안의 조직이 수축되어 코가 뚫리고 코와 부비동의 연결 구멍도 열린다.

어떤 경우에든 코에 생긴 이상이나 비염은 그대로 방치해 두는 일이 없도록 해야 한다. 급성 및 만성 비염이 축농증으로 발전하는 예가 많으며, 이것은 두개골 속의 상악동, 사골동, 접형골이라는 부비동 침범에 의하여 나타난다.

끈적끈적하고 노란 콧물이 흐르는 축농증과 달리 알레르기 비염은 맑은 콧물이 끊임없이 나오는 질환이다. 콧물, 코막힘, 재채기, 그리고 콧속이 가려운 증상이 있으며, 두통을 수반하고 감기도 자주 걸리게 된다.

알레르기 비염에 대한 한방의 견해를 보면 이 질환은 폐의 기운이 허하고 냉한 데서 비롯되는 것이며 유전적 원인, 습도, 온도, 꽃가루, 털옷, 음식물, 약품 등과 관계가 있다고 본다.

치료법은 우선 그 알레르기 비염의 원인을 찾아 제거하는 것이 가장 중요하며, 이와 함께 각자의 체질에 맞는 약을 복용하도록 한다.

그 중 삼릉침으로 어혈을 빼내는 사혈(瀉血)요법과 향기요법, 검은 참깨를 주로 한 호마환과 천궁세신, 신이화 등 약초를 넣은 궁세산을 이용한 약물요법 등은 치료 후 맑은 콧물이 나오면서 비강이 뚫리고 콧속을 상쾌하게 해준다.

**칼럼 특진**

## 알레르기 비염 최신 치료법 소개

세계일보

　봄이 가까워질수록 두려움에 떠는 사람들이 있다. 알레르기 비염 환자들이 그렇다. 기온과 습도가 급격히 변화하는 봄에는 알레르기 비염이 잘 일어난다. 여기에 꽃가루까지 가세하면 봄은 알레르기 비염 환자들에게 그야말로 고통의 계절이다. 현재의 치료법은 다소 수동적인 느낌이 있으나 꾸준한 예방 노력과 치료를 병행하면 좋은 결과를 가져올 수 있다. 알레르기 비염의 원인과 증상, 최신 치료법을 전문의 조언을 통해 알아본다.

　• 원인 : 알레르기 비염의 원인물질로는 집먼지 진드기, 꽃가루, 곰팡이 포자, 동물의 털 등이 있다. 꽃가루로는 소나무의 꽃과 쑥, 두드러기쑥(돼지풀) 등이 원인이 된다. 집먼지 진드기는 카펫, 담요, 매트리스, 천소파, 낡은 책에 서식한다. 동물 중에는 고양이의 털이 항원성이 매우 강해서 알레르기를 잘 일으킨다. 애완용 동물의 타액, 배설물 등도 주의해야 한다.

　• 증상 : 대표적인 증상은 콧물, 코막힘, 재채기. 국내 인구의 약 20%가 알레르기 비염이나 이와 유사한 질환을 갖는만큼 증상이 흔하다. 감기약을 먹으면 증상이 일시적으로 좋아지므로 감기로 오인

하고 넘기는 경우가 많다. 그러나 증상을 자세히 살펴보면 확연히 구분할 수 있다. 발작적으로 코 안이 가렵고 숨이 답답하며 눈물이 나고 머리가 아프다. 눈 주위를 눌러보면 통증을 느끼기도 한다.

• 치료법 : 최신 치료법으로는 한방과 향기요법이 주목을 받고 있다. 경희의료원 이비인후과 조중생 교수가 최근 발표한 한약요법은 양방의사가 실시한 한방요법이어서 더욱 화제가 되고 있다. 조 교수는 알레르기 비염 환자 50명에게 마황부자세신탕과 소시호탕을 1~2주 투약한 후 알레르기 유발 검사를 시행한 결과 마황부자세신탕은 68%, 소시호탕은 71%의 증상 개선을 보였다고 밝혔다. 마황부자세신탕은 중국의 의서에 나와 있는 처방으로 마황과 세신, 부자로 만든 탕약. 소시호탕은 《동의보감》 처방을 따라 시호, 황금, 인삼, 반하, 감초, 생강, 대추를 넣어 만든다.

영동한의원 김남선 원장이 시행하고 있는 향기요법은 약을 싫어하는 어린이들에게 효과적이다. 향기요법은 식물에서 추출한 정유(에센셜 오일)를 맡아 점액 배출과 코막힘, 콧물을 줄이는 방법. 유칼립투스나 티트리 정유, 박하유 등이 주로 쓰인다. 정유를 휴대하며 학교나 버스, 지하철 등에서도 쉽게 치료할 수 있다. 정유는 한의원이나 정유 전문점에서 구입할 수 있다. 직접적인 치료보다는 증상의 완화와 보조 치료요법으로 쓰인다. 체질과 병의 정도, 가족의 병력에 따라 처방이 다르므로 일단 전문의와 상담해야 한다.

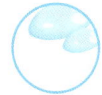

치료 후에 재발하는 예도 거의 없다.
 그밖에 가벼운 코막힘 증세가 있는 사람이라면 자기 전 따뜻한 물에 20분 정도 발을 담그면 코가 뚫리고 다음날 아침까지 효과가 있다. 또 머리가 답답할 때는 녹차를 마시면 머리를 맑게 해주고 정신적인 안정감도 느낄 수 있다. 녹차는 갈증을 해소할 뿐만 아니라 피로를 덜어주기도 하고 특히 식중독 예방 효과가 있어 장 기능이 약화된 수험생에게 좋다.

# 8

# 코 건강, 평소에 지키자

# 1. K과장이 야유회를 피하는 이유

이번 봄야유회 때도 K과장은 참석하지 못했다. 마음으론 자신도 다른 동료들과 어울려 야외로 꽃구경을 가고 싶었지만 고질적으로 앓고 있는 코 알레르기 때문에 할 수 없이 포기하고 말았다. 야유회는커녕 봄이 시작된 이후로 아침마다 고역을 치른다. 잠자리에서 일어나자마자 재채기를 하는 것부터 시작해 하루종일 마치 감기에 걸린 듯 콧물을 줄줄 흘리고, 코가 막혀 답답하고 고통스럽기 이를 데 없다.

해마다 봄이면 K과장과 같은 알레르기 환자들이 많다. 곳곳에 아름다운 꽃들이 만발하는 자연의 계절. 그러나 꽃가루가 날리기 시작하는 무렵이면 가장 고통받는 것이 바로 알레르기 환자들이다.

증세는 K과장의 증상 그대로이다. 아침에 일어나자마자 재채기가 계속되고 수도꼭지를 틀어놓은 것같이 맑은 콧물이 줄줄 흐르고 코가 막히기도 한다. 또 기침이나 객담, 호흡곤란, 쌕쌕거림 등을 호소하는 환자들도 적지 않다. 눈이 충혈되거나 가렵기도 하고 아토피성 피부염이나 두드러기가 생기기도 한다.

유독 봄철에 알레르기 질환이 기승을 부리는 것은 꽃가루나 곰팡이의 포자가 터져서 대기 중에 낮게 깔리고, 대기가 불안정해 심한 바람이나 천둥 번개가 치면 알레르기를 일으키는 원인물질이 더욱 작은 조각으로 분해되어 이것이 기도 내로 흡입되기 때문이다.

또 공기가 건조해서 미세한 먼지나 분진들이 대기 중에 많이 떠다니고, 갈수록 심각해지는 대기오염과 심한 일교차 현상 때문에 알레르기 질환은 더욱더 악화되는 추세이다. 차라리 여름엔 한결 살 만하다. 여름이 되면 기후가 더워져서 비점막 세포가 점차 정상활동을 할 수 있게 되므로 코막힘 현상도 사라지기 때문이다.

그러다 가을, 겨울이 찾아오면서 기후가 한랭해지면 다시 비점막 세포가 기후의 영향으로 활동능력을 상실하여 만성적으로 비점막이 발갛게 부어올라 코가 막히는 증상을 겪게 된다.

이렇듯 끈질긴 악순환으로 인간을 괴롭히는 만성 질환, 알레르기. 과연 그 정체는 무엇일까?

알레르기는 이미 옛날부터 있었던 것으로 추정된다. 2500년 전, 기원전 4~5세기경에 나온 그리스 의학서를 뒤져보면 "어떤 사람에게는 단순한 식물에 불과하지만 다른 사람에게는 독이 된다"는 구절이 나온다. 알레르기에 대한 최초의 정의이다.

어쩌면 그 말만큼 적절한 정의도 없을 것이다. 알레르기란 똑같은 물질에 대해서도 각 개인마다 달리 반응할 수 있는, 과민한 항원·항체반응을 말한다.

'알레르기'란 말 자체의 뜻도 그러하다. 이것은 '변형된 반응(Allos)'이란 그리스어에서 유래되었다. 알레르기와 연관된 질환으로 아토피성 피부염이 있는데, '아토피'라는 말 역시 유전적인 의미를 함께 내포하는 알레르기를 의미한다.

즉 '알레르기'는 정상적인 반응에서 벗어난 반응, 즉 과민반응과 유전적인 성향을 함께 가지고 있는 질환을 통칭한다.

특정한 물질에 노출되거나 접촉되었을 때 보통 사람들과는 달리 특별히 불편한 증상이 발생하는 경우를 알레르기성 반응이라고 한다. 그 특정한 물질이란 꽃가루나 집먼지, 곰팡이, 공해물질, 샴푸, 화장품, 약품 등 헤아릴 수 없이 많다. 말하자면 어느 물질이나 사람에 따라 알레르기를 일으킬 수도 있고 일으키지 않을 수도 있다.

예를 들면 보통 사람들에게 달걀은 영양이 풍부한 식품이지만 어떤 사람에게는 영양식품이 아니라 두드러기나 천식, 발작을 일으키는 해로운 식품으로 작용할 수 있다는 것이다. 그야말로 생활 내내 한 가지도 마음을 놓지 못하게 하는 까탈스런 질병이 바로 알레르기이다.

## 2. 걸어다니는 알레르기 백화점, S군

　얼마 전 맞선을 본 간호사 P양이 그 맞선 상대와 결혼할 것인가를 두고 한동안 고민한 적이 있다. 다른 것은 다 마음에 드는데 딱 한 가지, 상대가 가리는 음식도 많은데다 알레르기 체질이라 시집을 가면 그 까다로운 뒷바라지로 고생할 것이 마음에 걸렸기 때문이다.

　알레르기 환자가 얼마나 조심해야 할 것이 많은지, 병원에서도 진작 지켜본 터라 더 신경이 쓰였던 모양이다. 물론 사랑의 힘은 위대해 교제 몇 달 후 결국 결혼식을 올렸고, 오히려 P양의 도움으로 그 배우자도 상당한 치료가 되었지만 말이다.

　사실 알레르기만큼 골치아픈 질환도 흔치 않다. 그 원인조차도 식품에서부터 꽃가루, 각종 화학약품은 물론 호흡을 통해 공기와 함께 섞여 들어오는 이물질이나 음식물, 약물,

타인과의 접촉, 페니실린 등의 주사, 낮은 온도, 더위, 압박감, 햇빛 등 그 종류를 모두 늘어놓기도 어려울 정도로 다양하다.

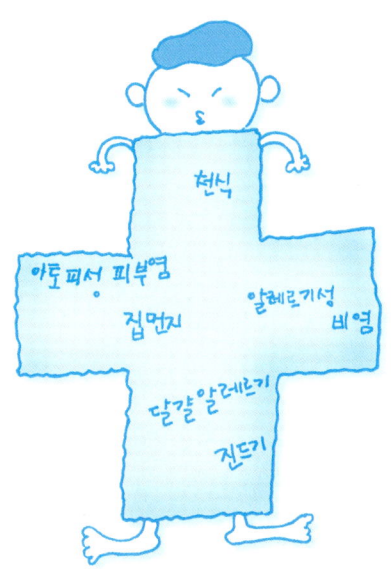

반지나 시계, 액세서리는 물론 염색제까지도 알레르기를 일으키는 원인이 될 수 있다. 알레르기 물질들이 기관지에 작용하면 천식, 피부에 작용하면 피부염을 일으키기도 한다.

40대 초반의 회사원 W씨는 20년 가까이 만성 두드러기로 치료를 받아왔다. 그런데 그가 어느 날 초등학교 2학년인 아들 S군을 데리고 알레르기 클리닉을 방문했다. 아토피성 피부염과 천식, 알레르기성 비염을 치료하기 위해서였다.

그런데 증상을 들어보니 그 아들의 알레르기 증상은 거의 '알레르기 백화점' 수준이었다. 달걀 알레르기에서부터 집먼지 진드기 알레르기, 잔디 알레르기도 있으며, 게다가 항생제 부작용까지 안고 있었다.

어떻게 이렇게 많은 알레르기 질환을 한꺼번에 앓을 수 있을까? 알레르기에 대해 약간의 상식을 가진 사람이라도 이 정도 상태라면 아주 의아해질 것이다.

하지만 알레르기 현상을 좀더 깊이 알게 되면 이러한 의문은 쉽게 풀릴 것이다. 알레르기는 원인에 관계없이 어딘가 과민반응을 느낄 때마다 그 해당 신체 부위에 즉각 반응을 나타낸다.

즉 과민반응 부위가 기관지라면 '천식'으로 나타나며, 반응 부위가 코일 경우에는 '알레르기성 비염'을 발생시킨다. 또 피부라면 '두드러기 또는 아토피성 피부염', 눈이라면 '알레르기 결막염'의 증상을 나타내는 것이다.

그 가짓수가 얼마든 과민반응이 형성된 신체 부위의 범위에 따라 한 가지 또는 여러 가지 증상이 동시에 나타날 수 있고, 심한 경우 쇼크도 일으킨다.

반드시 알레르기 원인물질과 직접 접촉해야만 그 부위에 증상이 나타나는 것도 아니다. 알레르기 질환은 알레르기를 일으키는 원인물질이 직접 기관지 또는 코에 접촉해 염증을 발생시킬 수도 있고, 접촉하지 않은 부위에 증상을 유발시킬 수도 있다.

다시 말해 알레르기 물질이 묻은 음식을 먹었을 때 음식이 닿은 위가 염증을 일으킬 수도 있고, 위와는 상관없는 기관지에 알레르기가 발생해 천식이 발생할 수도 있다는 것이다.

따라서 알레르기 질환의 증상을 분류하는 방법도 그 기준에 따라 달라진다. 증상이 나타나는 부위를 기준으로 하면 천식, 비염, 두드러기, 습진 등으로 분류하며, 원인에 따라서는 꽃가루 병, 집먼지 알레르기, 동물 알레르기, 식품 또는 약물 알레르기 등으로 분류한다.

이외에도 차고 냉한 공기나 환경, 강한 햇볕이나 긁거나 누르는 등의 피부 자극 등 물리적인 외부 자극, 또는 운동, 감염, 식품 첨가제 등 무수히 많은 자극인자들이 알레르기 질환을 악화 또는 유발시킬 수 있다. 어딘가 새로운 환경에 들어갈 때 알레르기 환자들이 특히 몸을 사리게 되는 이유가 바로 여기에 있다.

## 3. 봄의 화신, 그러나 뒤탈도 많은 꽃가루

"봄이 없었으면 좋겠어요."

봄마다 꽃가루로 고역을 치르는 알레르기 환자들이 흔히 하는 말이다.

봄철만 되면 감기가 낫지 않는다거나 콧물이 흐르고 눈꺼풀이 가려워 못 참겠다고 호소하는 이들이 많다. 사실상 우리 몸에 해로운 세균이나 바이러스 등의 항원이 침입했을 때라면 이에 대응하고 공격하는 항체가 만들어지는 게 당연하지만, 전혀 아무런 해를 끼치지 않는 음식물이나 약물, 꽃가루 등이 들어왔을 때도 과민반응을 하는 것이 이들의 체질이다보니 여간 고통스러운 것이 아니다.

주로 봄에만 알레르기가 나타나는 경우라면 가장 먼저 지목되는 주범은 꽃가루이다. 꽃가루는 그 지름이 30$\mu$m 내외로 작기 때문에 육안으로 보이지도 않는다. 흔히 가로수에서 떨어져나와 흩날리는 솜뭉치 같은 것이 알레르기를 일으키는 화분이라고 생각하는데, 이것은 잘못 알고 있는 것이다.

하지만 그렇듯 눈에 보이지도 않을 정도로 미세한 꽃가루도 기관지에 유입되기에는 큰 입자이다. 따라서 대부분의 꽃가루는 코에서 걸리게 된다. 그 때문에 주로 재채기, 콧물, 코막힘을 동반한 비염 형태의 알레르기가 먼저 발생하는 것이다. 꽃피는 봄, 여름, 가을에 꽃망울이 터지면서 나오는, 입자가 워낙 작아 눈으로 보기 힘든 꽃가루가 자신도 모르는 사이에 눈, 코, 기도를 통해 들어가 비염이나 천식을 유발한다.

때로는 실제 꽃가루 때문이 아니라 공연한 걱정 때문에 스스로 알레르기로 착각하는 경우도 있다. 워낙 알레르기 비염 환자가 많다보니 날리는 씨앗털에 지나친 과민반응을 보여 소위 '신경성 알레르기'를 겪는 경우이다. 하지만 이는 말 그대로 과민반응일 뿐이다.

꽃가루도 여러 종류가 있다. 크게 잡초 화분, 목초 화분, 수목 화분으로 분류하는데, 화분마다 날리는 시기와 특징이 조금씩 다르다. 우리 나라의 봄철에는 주로 나무 화분이 많고, 가을철에는 잡초 화분이 문제를 일으킨다. 느릅나무 · 오리나무 · 포플러 · 버드나무 등 수목 화분은 주로 봄철에 극성이다. 반면에 쑥 · 환삼덩굴 등 잡초 화분은 8월 초부터 시작, 9~10월에는 공기 중 최고 농도를 기록한다. 잔디 화분과 같은 목초 화분은 4~10월이 절정이다.

주의할 것은 알레르기성 비염과 기관지 천식이 심해 감기로 오인하는 경우가 많다는 점이다. 비염의 증상은 맑은 물 같은 콧물이 계속 흐르고 재채기가 끊이지 않고 터져나오며 양쪽 코가 번갈아가면서 막혀 목소리까지 변한다. 대부분 발작적으로 생기며, 아침 잠자리에서 일어날 때나 세수할 때 가장 두드러진 증세를 보인다.

알레르기성 기관지 천식은 폐로 공기를 들여보내는 기관지에 염증이 일어나 생긴다. 알레르기성 비염보다는 발병률이 낮지만 일상생활에 지장이 많고 심하면 생명의 위험을 초래할 수도 있다. 심한 기침 외에도 숨쉴 때 쌕쌕거리거나 가릉가릉 소리가 나는 천명 증상, 또는 호흡곤란 등이 특징이다. 그 발작적인 증상 때문에 한시도 방심할 수 없는 몹시 불편하고도 위험스런 질환이다.

## 4. 꽃가루가 극성을 부릴 때

'봄에는 나무, 초여름에는 잔디, 초가을에는 잡초.'
이것은 무엇을 뜻할까? 바로 꽃가루 알레르기를 일으키

는 계절별 주범을 열거한 것이다.

알레르기 환자들에게는 무수히 날리는 꽃가루만큼 두렵고 싫은 존재도 없을 것이다. 꽃가루 때문에 겪는 불편과 고통이 여간 크지 않기 때문이다.

이들을 괴롭히는 꽃가루의 계절별 분포를 살펴보면, 우선 봄에 피는 꽃은 대부분 나무의 꽃이다. 그 중 벚나무, 개나리, 진달래, 장미, 백합 같은 향기 좋은 꽃은 충매화이므로 바람에 잘 날리지도 않으므로 알레르기의 원인이 되지 않는다. 그러나 풍매화로부터 공중으로 날리는 꽃가루는 코와 기관지로 들어와 알레르기성 호흡기 질환의 원인이 되므로 조심해야 한다.

이러한 것으로는 봄철 오리나무, 소나무, 느릅나무, 자작나무, 단풍나무, 버드나무, 참나무, 일본삼나무 등이 있다. 이들은 3월에 시작해 4~5월에 절정을 이룬다. 5월쯤이면 버드나무, 사시나무, 플라타너스에서 날리는 솜털은 꽃가루가 아니라 씨털로 직접적으로 알레르기를 유발하지는 않지만 점막을 자극해 알레르기 증상을 악화시키는 결과를 낳는다.

초가을에는 이름조차 두드러기쑥이라고 불리는 돼지풀을 비롯해 환삼덩굴 등의 잡초 화분이 알레르기를 일으킨다.

당연한 얘기겠지만, 날리는 꽃가루 양이 많을수록 알레르

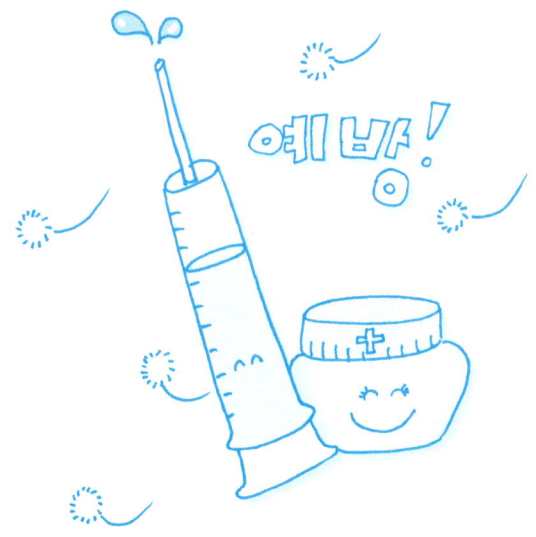

기 증상도 심해진다. 장마철과 겨울철은 비교적 알레르기 환자들이 고통에서 해방되는 계절이다. 이때는 꽃가루가 날리지 않으므로 증상이 사라진다.

꽃가루 알레르기를 앓는 사람이라면 각 꽃가루가 기승을 부리는 시기를 미리 알아두는 것도 좋다. 알레르기의 주요 원인이 되는 화분은 특정 계절에 날아다니기 때문에 이를 미리 알아두어 조심하면 된다.

1996년 발표된 자료를 보면, 1년에 걸친 공중화분 조사 결과 다음과 같은 나무 화분, 목초 화분, 잡초 화분과 곰팡이류가 있는 것으로 밝혀졌다. 즉 나무 화분에는 오리나무,

소나무, 자작나무, 삼나무, 버드나무, 개암나무, 노간주나무, 참나무, 단풍나무, 은행나무, 느릅나무, 뽕나무 등이 있다. 이런 나무 화분들은 2월 20일경에 나타나기 시작해 7월 7일까지 관찰됐고, 그 중에서도 5월 6일부터 22일까지가 가장 절정을 이루었다.

오리나무와 자작나무의 경우에는 2월 하순부터 3월에 가장 많이 관찰됐으며, 4월에는 참나무와 소나무가, 5월에는 소나무와 양버들 화분들이 두드러졌다.

잔디를 비롯한 목초류의 화분은 4월 하순부터 11월까지 발견되었다. 그 중 가장 많이 채집된 시기는 5월 중순이다. 잡초 화분으로는 쑥, 두드러기쑥, 명아주, 비름, 환삼덩굴, 토끼풀, 질경이, 기린초 등이 있는데 이들은 7월부터 시작해 겨울 내내 관찰되었다. 가장 절정을 이루는 시기는 9월 중순부터 10월 초순으로 나타났다.

위의 사항을 참조해 다음과 같이 알레르기 증상을 최소화할 수 있는 방법을 쓰도록 한다. 즉 꽃가루가 날리기 2~4주 전에 각 알레르기에 해당하는 예방 약물을 먹거나 코에 흡입함으로써 증상이 나타나지 않도록 하면 된다.

이것은 알레르기 예방 및 치료를 위해 매우 중요한 일이다. 이것을 게을리할 경우 알레르기 질환이 만성 염증으로 자리잡게 되면 상황은 점점 악화될 수밖에 없기 때문이다.

아무리 번거롭더라도 각 꽃가루의 번성 시기를 적어두고 꼼꼼하게 점검하여 철저히 자신을 관리하는 자세가 필요하다.

## 5. 감기처럼 다가오는 알레르기 증상

눈을 뜨자마자 재채기가 터져나오거나 콧물이 흐르기 시작하면 알레르기 질환을 의심해볼 만하다. 기상 직후 연속되는 재채기나 콧물, 코막힘, 눈 가려움증 등의 증상은 꽃가루로 인한 알레르기 비염의 대표적인 증상이기 때문이다.

알레르기 증상은 감기 몸살 증세와도 비슷하다. 전신에서 열감, 피로감, 통증 같은 증세를 느끼는 것을 건초열이라고 하는데 알레르기 비염 환자들이 흔히 호소하는 증세이다.

알레르기 중에서도 매년 일정한 계절에 주기적으로 발병하면 십중팔구 꽃가루 알레르기이다. 꽃은 매년 일정한 시기에 피므로 이와 관계된 알레르기성 질환일 수 있는 것이다.

사람에 따라 그 원인이 되는 꽃가루의 종류가 다르므로

증상이 발생하는 시기도 사람마다 다르다. 원인 꽃가루를 찾기 위해서는 환자의 거주지역, 발병시기, 항원에 의한 피부반응 검사, 혈액 검사 소견 등을 종합 분석해야 한다. 꽃가루는 매우 멀리 날리기 때문에 제주도를 제외한 거의 전 지역이 꽃가루 영향권에 들어 있다고 볼 수 있다.

알레르기 질환 중 알레르기성 결막염에 걸린 경우에는 눈이 시고 가려움이 심하며 불그스레하게 충혈되어 있고 끈적끈적한 눈곱과 눈물이 나오는 것이 그 대표적 증상이다. 심하게 비비면 눈 속의 하얀 동자 결막에 비닐이 덮인 것같이 부풀어오르기도 한다.

가장 이상적인 치료법이라면 알레르기 원인을 제거하거나 알레르기 체질 자체를 바꾸는 것이 가장 좋지만, 실제로는 시행하기 어려운 치료법이다.

가장 대중적이고 효과적인 것이 약물요법이다. 급할 때는 차가운 찜질로도 좋은 효과를 볼 수 있다. 주의할 것은 절대 함부로 안약을 사용해서는 안 된다는 것이다. 잘못하면 녹내장을 유발할 수 있으므로 반드시 안과 의사의 지시에 따라야 한다. 또 당장 가렵다고 해서 직접 눈을 비비거나 소금물로 씻으면 증상이 악화되므로 삼가야 한다.

알레르기성 결막염은 대개 계절적으로 재발되는 경우가 많으므로 증상이 있을 때만 치료를 받으면 된다. 최근에는 이 질환을 예방하는 약까지 개발되어, 이것을 하루 몇 차례 점안하는 것으로도 좋은 효과를 볼 수 있다.

증상에 대한 병원과적 치료 외에 그 근본요인을 제거하는 일도 중요하다. 알레르기는 외부 물질에 대한 인체의 과민반응으로 생긴 질환이므로 그 알레르기의 원인물질, 즉 항원에 노출되지 않도록 피하는 것만큼 최선의 예방책은 없다. 가장 근본적인 치료는 꽃가루를 피하는 것이다.

구체적으로 말하면 자신의 알레르기를 유발한 정확한 원인 꽃가루를 확인한 뒤 그 꽃이 피는 계절에는 가능한 한 외출을 삼간다. 또 실내에서도 방문을 잘 닫아놓아 외부 공기가 창문 등을 통해 방 안으로 들어오지 못하게 차단하고 외부에서 활동할 때도 자동차 문을 빈틈없이 닫고 에어컨을 이용하도록 하며, 귀가할 때는 반드시 옷을 털어 실내에 꽃가루가 묻어 들어가는 일이 없도록 조심한다.

날씨가 더울 때도 문을 닫고 에어컨을 가동하는 것이 꽃가루를 차단하는 가장 좋은 방법이다. 현실적으로 얼마나 큰 효과를 얻든, 이런 방법으로라도 일단 사전에 철저히 조심할 수밖에 없다.

## 6. 코와 머리가 괴로운 질병, 만성 축농증

한 할머니가 칭얼대는 6세 남자아이를 데리고 진료실로 들어섰다. 자신의 손주인데 도무지 감기가 떨어지지 않는다며 좀 봐달라는 것이었다. 증상을 들어보니 오래 전부터 낮에는 괜찮다가도 밤만 되면 심하게 코를 훌쩍거리고 답답하다며 보챈다는 것이다. 새벽쯤에도 내내 콧물이 뒤로 넘어갔는지 코를 심하게 골고 자주 깨서 운다고 한다.

보다 못해 동네 이비인후과에 갔더니 목 감기와 코 감기가 겹쳤다며 약을 지어주더라고 했다. 그런데 그 약을 먹어도 계속 낫지 않고 같은 증상만 반복되고 있다며, 무슨 감기가 이렇게 지독하냐고 혀를 찼다.

진단 결과 그 아이는 만성 축농증, 즉 부비동염에 걸린 상태였다. 코 주위의 뼛속에 들어 있는 공간이 부비동인데 여기에 염증이 생긴 것이다.

만성이 되면 지속적으로 코가 막히고 누런 콧물이 흐르는 증상이 나타난다. 코 뒤에서 목으로 콧물이 넘어가고 코피도 자주 나게 된다. 또 후각 및 집중력이 감퇴되고 두통을 호소하게 된다.

이러한 만성 축농증은 만성 후두염, 기관지염, 중이염 등의 합병증도 우려되는 질환이다. 정상인도 코 분비물이 목 뒤로 조금씩 넘어가는 데 문제가 생겨 분비물의 양이 많아지거나 콧물이 끈끈해지면 코 뒤에서 콧물이 나오는 것처럼 느껴질 수 있다. 이것이 코 가래로 만성적인 기침이나 아침에 구역질을 하게 되는 원인이다.

축농증의 원인은 대부분 세균 감염으로 비롯된다. 특히 감기로 인체가 바이러스에 침범당해 시달리면서 저항력, 면역력이 떨어지면 외부의 세균 감염에도 무방비 상태가 된다.

알레르기성 비염, 비중격 만곡증으로 부비동의 배설 구멍이 막힐 때 급성 부비동염이 유발되고 이를 제때 치료하지 않을 때에도 세균 감염이 일어난다.

축농증을 치료할 때는 항생제를 먼저 투여해야 한다. 항생제는 2주 단위로 약을 바꾸어가며 투여하여 그 효과를 검토하고 그 중 가장 유효한 것을 선택해 사용한다. 이와 아울러 보조제로서 두통, 코막힘, 콧물 완화제를 사용한다.

이 아이와 같은 소아 축농증은 먼저 약물치료를 한 다음, 그래도 증상이 호전되지 않을 때 차선책으로 외과적 수술을 이용한다.

그외에도 편도선 및 아데노이드 비대증이 있으면 비대해

진 부위가 기도를 막아 축농증과 비슷한 증상을 나타내는 경우가 있다.

따라서 일반인들이 보기에 감기이든 축농증이 의심되는 상태이든, 반드시 병원을 찾아 전문의로부터 정확한 진단을 받는 것이 가장 중요하다.

특히 일반적인 감기 치료에 걸리는 시간보다 오랜 시간을 끌고도 낫지 않는 증상이라면 더 늦기 전에 즉각 의사를 찾아가 상담, 진료를 받는 것이 필요하다.

## 7. 선택받고 싶지 않은 질병, 알레르기

다 같은 환경에 있으면서도 어떤 사람은 건강한 반면 어떤 사람은 알레르기 반응을 보인다. 꽃가루나 집먼지 진드기에 노출되어도 끄떡없이 생활하는 사람이 있는가 하면 금세 알레르기 반응이 나타나 병원으로 달려가는 사람이 있다. 즉 알레르기 질환이 생길 수 있는 유전적 소양을 가진 소수의 사람에게만 알레르기 질환이 일어나는 것이다.

알레르기 체질 여부는 알레르기 피부반응 검사와 혈액 검사 등을 통해 쉽게 판별할 수 있다. 만약 알레르기 체질로 판명된 경우에는 이를 개선하는 방법으로 알레르기 면역요법을 이용할 수 있다. 이는 알레르기 질환의 원인물질을 오랜 기간 직접 피하로 주사하여 면역력을 기르는, 일종의 예방 치료방법이다.

면역요법을 시행하면 알레르기 차단 항체가 체내에서 만들어져 알레르기 유발 세포의 반응성이 감소된다. 또한 알레르기 유발 항체의 생성이 감소되며 알레르기 염증 세포의 기능도 정상화되어 곧 알레르기 증상이 호전된다는 원리이다.

한편에서는 알레르기 체질에 대한 잘못된 상식들이 많다. 예를 들면 '알레르기 체질은 산성 체질이므로 알칼리성 음식으로 체질을 알칼리화해야 한다'는 것이 있다. 이 말은 타당성 있는 것인가? 결론부터 말하면 이것은 전혀 사실무근의 낭설로, 면역요법은 체질의 산도를 바꾸는 것이 아니다.

인간의 체액 산성도는 약알칼리인 pH 7.4로 조절되도록 되어 있다. 이 균형이 깨지는 것은 심각한 생명의 위험이 있는 경우뿐이다. 즉 알레르기 환자의 체액 산성도도 일반 건강인과 똑같은 pH 7.4이며, 이는 흔히 말하는 '산성 체질'과는 무관한 것이다.

성공적인 면역요법을 위해서는 다음의 몇 가지 조건이 필요하다. 즉 피부반응 검사, 혈중 알레르기 항체 검사 또는 항원 유발 검사 등으로 알레르기 항체에 의해 발생하는 질환이 확인된 알레르기성 비염, 알레르기성 천식, 곤충 독에 의한 알레르기 환자들이어야 하고, 이들 환자는 한 달에 한 번, 3년 이상 거르지 않고 꾸준히 내원하여 면역 주사를 맞을 수 있는 사람이어야 한다.

그 중에서도 알레르기성 비염과 천식 중 원인물질이 꽃가루나 집먼지 진드기인 경우에 면역요법의 효과가 좋으며, 애완동물의 털이나 비듬이 원인인 경우 우선적으로 집안의 애완동물부터 다른 곳으로 옮기는 것이 좋다. 이 같은 알레르기 환자 가운데서도 면역 계통이 아직 미성숙한 5세 이하의 어린이나 임신부인 경우에는 새롭게 면역요법을 시작하지 않으며, 심한 관상동맥 질환 또는 고혈압 환자도 이 요법은 피하는 것이 좋다.

면역요법의 과정은 두 단계로 나뉜다. 하나는 소량의 주사량을 일주일에 1~2회 정도 일정 간격을 두고 주사하며, 치료효과가 만족스럽게 나올 때까지 서서히 주사량과 주사 간격을 증가시키는 초기 치료 단계이다. 그리고 이러한 치료효과가 계속 유지되도록 같은 양의 주사약을 적어도 한

칼럼 특진

## 성장판 거의 닫혀도 키 클 수 있어요

헬스조선

　우리나라 어린이·청소년 중 43~44%가 알레르기비염을 앓는다(질병관리본부 자료). 알레르기비염이 심한 어린이는 키 성장에도 빨간불이 켜진다. 알레르기비염 치료 전문클리닉 '영동한의원'이 알레르기비염의 주요 증상인 코막힘으로 치료받은 어린이·청소년 200명을 대상으로 키를 측정한 결과, 또래 평균 키보다 10~15cm 작은 아이들이 51%나 됐다. 평균 키를 넘는 아이들은 10%에 불과했다. 여름방학은 자녀 코 질환·키성장 치료의 적기이다.

　영동한의원 김남선 원장은 "알레르기비염이 있으면 코막힘으로 숙면이 어려워져서 깊은 잠을 잘 때 나오는 성장호르몬 분비가 원활하지 않게 되고, 콧속 분비물 때문에 산소공급이 잘 되지 않는 문제까지 겹쳐서 성장에 방해를 받는다"며 "알레르기비염이 있고 또래 평균키보다 5cm 이상 작은 아동은 여름방학 동안 근본 원인이 되는 알레르기비염과 키 성장 치료를 함께 받으라"고 말했다. 영동한의원은 성장클리닉과 알레르기천식연구실을 운영하며, 체열진단기·저출력레이저·수치료실 등 최첨단 검사·치료 시설을 갖추고 알레르기비염을 치료한다. 국내에서 유일하게 독일·프랑스·영국 등에서 쓰는 알레르기검사기 '바이콤'을 보유하고 있다. 이 기기는 파장을 통해 5분내 100가지 정도의 알레르기물질을 알아맞춘다. 알레르기비염을 오미자·마황·백작약·감초 등이 들어간 '소청룡탕'으로 치료하고, 키 성장을 위해 녹용과 함께 계지·감초·백작약·대추·생강 등이 들어간 'YD성장탕'을 처방한다. 김 원장은 "녹용은 면역력을 높이고 코점막을 튼튼하게 하며 성장판을 자극해 키를 빨리 크게 하고 성장판이 닫히는 시기를 늦춰 키성장도 치료한다"고 말했다. 알레르기비염은 3개월, 키성장은 6개월~1년 치료한다.

 영동한의원은 아이들이 두려워 하는 침 대신 통증이 없는 저주파 레이저침으로 성장치료를 한다. 레이저 패드를 키성장을 자극하는 경혈인 족삼리(足三里)와 삼음교(三陰交)에 붙이고 10분간 자극한다. 김 원장은 "두 경혈을 자극하면 풍부한 혈액과 산소가 성장판에 공급된다"며 "족삼리는 영양 흡수를 돕고, 삼음교는 생식과 관련된 호르몬 분비를 조절해 키성장을 돕는다"고 말했다. 6개월~1년간 매주 2회 치료한다.

 또 유칼립투스·페퍼민트·파인을 같은 양으로 섞어 두 혈자리에 아로마 마사지를 하는 것도 치료 효과가 있다. 김 원장은 "성장판이 거의 닫힌 17세 여고생이 복합적인 한방치료를 받고 5㎝ 더 자란 사례도 있다"고 말했다.

달 간격으로 3년 이상 주사하는 유지 치료 단계가 있다.

　치료기간은 최소한 3년 이상이다. 3년을 강조하는 것은 그 기간 전에 면역요법을 중단할 경우 재발의 가능성이 높기 때문이다.

　면역요법은 벌독 알레르기, 꽃가루나 집먼지 진드기에 의한 알레르기성 비염과 천식 환자에게 가장 효과 있는 근본적인 알레르기 치료법이다.

## 8. 생활 속의 알레르기 비염 치료법

　꽃피는 봄은 알레르기 비염 환자들에게 가장 괴로운 계절이다. 끊임없이 콧물이 흐르고, 재채기가 터지며 코도 자주 막힌다. 이 같은 증상을 앓는 알레르기 비염 환자가 국내 인구의 약 10%에 달한다. 우습게 볼 일이 아니다.

　알레르기 비염은 꽃이 피는 계절에만 증상이 나타나는 '계절성 알레르기 비염'과 1년 내내 증상을 보이는 '통년성 알레르기 비염'으로 분류될 수 있다. 그 원인으로는 집먼지 진드기, 꽃가루, 고양이나 개의 털, 바퀴벌레, 자동차 배기가스와 찬 공기 등이 꼽힌다.

양방에서는 알레르기 비염의 치료 목표를 완치가 아니라 증상이나 병의 상태를 조절, 좋은 상태를 유지하는 데 초점을 맞춘다. 그러므로 치료를 위해 원인이 되는 물질을 찾아 이를 제거하거나 피하는 것을 가장 중요시한다.

실내를 청결히 하고, 먼지가 쌓이기 쉬운 카펫이나 소파를 치우거나 베개와 침구류를 뜨거운 물로 정기적으로 세탁하고, 실내 온도와 습도를 조절하여 진드기가 번식하지 못하도록 환경을 청결히 하는 것이 최우선이다.

또 꽃가루가 날릴 때는 외출을 삼가고, 부득이 나갈 때는 안경이나 마스크를 쓸 것을 권한다. 외출 후에는 바로 코를 풀고 물로 눈을 씻으며, 약물요법으로는 항히스타민제와 항알레르기제, 점막 수축제, 스테로이드 등을 주로 사용한다.

약국에서 쉽게 구할 수 있는 점막 수축제는 장기간 사용할 경우 오히려 위험하다. 사용 당시에는 효과가 있지만 오래 사용하면 코 점막이 부어 더욱 코가 막히는 약물 중독성 비염을 초래할 수 있다. 전문의의 처방 없이 함부로 시중의 약물을 이용해서는 안 된다.

심한 경우에는 수술요법을 쓰기도 한다. 탄산가스 레이저

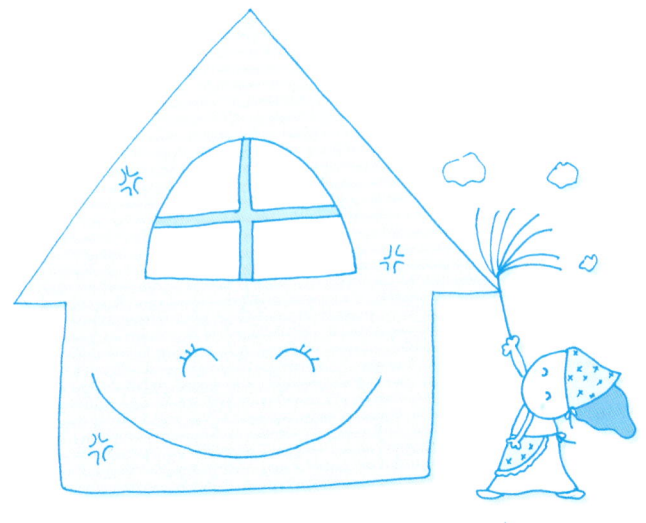

로 콧속 점막을 지져 굳은살로 만드는 레이저 수술법은 코 막힘에 효과가 있다. 다만 콧물과 재채기에는 효과가 떨어진다는 단점이 있다. 콧물과 재채기가 심할 때는 콧물을 만드는 데 관여하는 신경의 가지를 내시경으로 찾아 레이저로 절단하는 수술법을 쓸 수 있다.

반면 양방에서는 알레르기 비염의 원인을 보다 넓게 잡고 있다. 우유, 달걀, 생선, 어패류, 콩류 등 체질에 맞지 않는 음식을 먹어도 알레르기 비염이 생긴다고 본다. 특히 여성의 경우 화장품이나 향수 등에 대한 과민반응도 알레르기 비염의 원인으로 지적된다.

코는 간, 심장, 비장, 폐, 신장 등 오장 기능과 밀접한 관련이 있고, 콧병은 내장 기능에 이상이 생겨 발생하거나 체질적인 이유로 인한 불균형으로 저항력과 면역력이 약해질 때도 발병한다는 것이다.

한방에서 쓰는 알레르기 비염 치료법은 최근 중국 북경에서 연구 개발된 '항민산(抗敏散)'을 약솜에 싸서 하루 1회 네 시간 동안 콧속에 넣고 있거나 항민산 약재를 응용해 만든 '항민고(抗敏膏)'를 하루 두 번씩 면봉에 묻혀 바르는 것이 좋다. 약 2개월간 이렇게 치료하면 정상으로 돌아올 수 있고, 심한 경우에도 3개월 정도면 치료 가능하다.

한의사들이 당부하는 또 하나의 알레르기 예방책은 일상생활에서 항상 주의를 기울여야 한다는 것이다. 비린 생선과 술을 삼가고, 자극적인 음식과 방부제가 많이 들어간 가공식품을 먹지 않고, 아침저녁으로 찬 공기에 노출되지 않도록 조심하고 찬 음식을 먹지 않도록 권한다.

## 9. 체질과 알레르기

사상체질을 알면 자신의 질병도 미리 볼 수 있다.

건강에 관한 현대인들의 관심이 점점 높아지면서 자신이 어떤 체질인가를 한의사에게 물어오는 사람도 늘고 있다. 실제로 자신의 사상체질을 잘 파악하면 병을 치료하는 데 큰 도움이 될 뿐만 아니라 그 체질이 걸리기 쉬운 다른 질병까지도 미리 예방할 수 있다.

과연 체질과 질병은 무슨 상관이 있을까? 이것은 이미 의학적 연구 작업을 통해 밝혀진 바이다.

예를 들면 한방의 체질에 따라 기관지 천식이 쉽게 걸리는 사람이 따로 있다는 것을 밝혀놓은 연구 결과가 있다. 1994년 1월부터 1998년 5월까지 병원을 찾은 기관지 천식 환자 2,208명을 대상으로 사상체질학적인 방법을 적용해 분석한 자료이다.

이 조사 결과, 태음인이 1,552명으로 전체의 70.3%을 차지했고, 그 다음 소양인이 428명으로 19.4%, 소음인이 216명으로 9.8%를 기록하는 등 태음, 소양, 소음인의 순으로 환자가 많은 것으로 나타났다.

특히 태음인의 경우 전체의 82.3%가 기침과 가래를 주된 증상으로 꼽았으며, 숨찬 증상을 호소하는 경우는 10.2%였다. 반면 소양인의 경우는 숨찬 증상이 82.2%, 기침과 객담이 12.3%였다. 또한 소음인의 경우는 기침이 70.2%, 숨찬 증상이 20.2%로 나타났다.

즉 각 체질별로 공통된 증세, 발병률 등이 발견된 것이다. 그만큼 체질과 병의 관계는 밀접하다고 볼 수 있다.

이처럼 양방과는 또 다른 견해와 안전한 치료법을 구축하고 있는 한방 병원에 코 알레르기 환자들이 찾아오는 경우가 많다. 그 중에는 환자 스스로 '소청룡탕을 쓰면 된다는데……' 라고 물어오는 이들도 적지 않다.

실제로 소청룡탕은 알레르기 체질을 개선하는 데 좋은 효과를 가진 한방 치료약이다. 요즘은 소청룡탕만이 아니라 다른 치료약이나 치료법을 복합적으로 활용해 치료효과를 배가시키는 법이 주목을 받고 있다. 그 중 하나가 소청룡탕가신이를 처방하는 방법이다.

소청룡탕가신이는 전통적으로 코 알레르기 치료에 많이 쓰이는 소청룡탕에 목련 꽃봉우리인 신이를 첨가한 한약을 말한다. 최근 한 한방연구팀에서도 '소청룡탕가신이'가 알레르기성 비염의 증상 완화에 미치는 효과를 연구한 자료가 있는데, 소청룡탕의 치료효과가 77.4%인 반면 소청룡탕가신이의 경우 89%에 달한 것으로 나타났다.

소청룡탕이란 약재는 콧물과 재채기를 없애는 것으로 알려져 있고, 여기에 신이를 추가하면 코가 막히는 증상도 풀어주는 효과가 높다.

또한 한약과 침, 레이저 요법을 함께 곁들인 복합 치료법도 최근에는 널리 쓰이고 있다. 한약인 소청룡탕가감방이라는 탕약만을 쓴 환자는 치료율이 70.6%였으나, 탕약과 레이저 치료 두 가지를 병행했을 때는 85.5%의 치료율을 보였다는 연구 결과도 있다.

침과 레이저 치료는 코 부위의 기혈 순환을 잘 되게 하고 염증을 가라앉히는 보조요법으로 쓰인다. 치료에는 2~4개월이 걸린다.

이렇게 치료할 경우, 치료 후 6개월~1년 사이에 재발한 비율은 10% 이내이다. 감기가 들었을 때 재발하는 경우가 많으므로 수술 후에도 당분간 감기에 걸리지 않도록 건강 관리를 철저히 해야 한다.

# 10. 한의학에서 권하는 손쉬운 알레르기 치료법과 예방책

알레르기성 비염 환자와 함께 있으면 다른 사람까지도 마음이 불편해질 때가 종종 있다. 발작적으로 재채기를 하고 물처럼 맑은 콧물을 흘리며 코가 막혀 답답해하는 비염 환자를 보면 안쓰럽기까지 하다.

어떻게 치료해야 할까? 알레르기성 비염을 치료하는 방법은 크게 세 가지로 나뉜다.

일상생활 중 자신에게 알레르기를 일으키는 물질과의 접촉을 피하는 회피요법과 재채기, 콧물, 코막힘 등의 증상을 완화시키는 약물요법, 그리고 과민반응을 보이는 코 점막을 둔감하게 해주는 수술요법 등이다. 어느 방법이든 현재의 치료효과는 70~90%선이다. 환자의 상태와 의사의 능력에 따라 들쭉날쭉하다.

한의원에서는 이보다 치료율이 높다. 소위 '용하다'고 소문난 몇몇 한의원에서는 알레르기 비염 치료율이 평균 90%대까지 이른다. 방법은 전통적으로 콧병을 치료하는 데 효과가 있는 것으로 알려진 '소청룡탕'이란 한약과 침술,

적외선 레이저 자극요법 또는 향기요법을 병용하는 것이다. 한의사들마다 각각 보다 복합적인 치료방법을 이용해 치료 효과를 높이려는 노력을 기울이면서 최근 새로운 연구 결과로 치료에 개가를 올리고 있다.

기본적인 한방 원리를 말하자면, 우선 알레르기를 위한 치료 약재에는 다음과 같은 것들이 쓰인다. 보온과 자율신경 흥분·발한·이뇨 작용에 영향을 미치는 마황과 기침을 멎게 하고 기관지를 확장시키는 역할을 하는 오미자, 소염과 기관지 경련 완화, 편한 호흡을 돕게 하는 백작약이 쓰인다.

또 반하는 기침을 억제하고 가래 및 수독을 없애는 약재이며, 감초는 한랭하거나 수독으로 긴장된 기관지 근육을 이완하는 데 작용한다. 세신은 보온 기능과 기침을 없애고, 소염 작용을 하게 되며, 몸의 찬 기운을 체외로 배출하고 발한을 촉진하는 데는 건강이 이용된다. 혈관 확장·항알레르기·발한·이뇨에 좋은 계지, 소염·청열·기관지 청소·가래 제거에 효과가 있는 금은화 외에도 가래를 삭혀 주고 기침을 완화시키는 구실을 하는 행인이 있다.

그 중 코 질환을 앓는 환자라면 스스로 집에서도 쉽게 할 수 있는 가정요법이 있다. 대표적인 것이 지압법이다. 이는 한방 원리를 응용하여 증상을 완화시키는 것으로, 병을 완치시킬 수 있는 것은 아니지만 본 치료와 더불어 병행하면 좋은 결과를 얻을 수 있다.

방법은 다음과 같다. 목을 앞으로 구부리면 목 뒤에 두 개의 뼈가 튀어나오는데 이 목뼈 사이에 대추(大椎)라는 경혈이 있다. 바로 이 부분을 자극해주는 것이 좋다.

대추혈은 감기의 예방과 치료에도 좋은 호흡기 질환 치료에 꼭 필요한 경혈로, 코에 이상을 느낄 때마다 자극해주면 좋다. 콧물과 재채기가 반복될 때는 지압과 더불어 대추혈을 따뜻하게 해주는 것이 좋다. 헤어 드라이어를 이용해 대추혈 부분에 보통 1분 정도 따뜻한 바람을 쏘이고, 2~3분간 쉬는 식으로 4~5회 반복하면 된다.

이와 아울러 코 질환을 예방하기 위해서는 무엇보다도 깨끗한 공기를 마시는 것이 중요하다. 밀폐된 공간이나 습한 공간에는 코 질환을 일으키는 세균이 많이 번식하고 있기 때문에 되도록이면 피한다. 실내에서는 자주 환기를 시켜 늘 신선한 공기를 마실 수 있도록 한다.

코 질환의 가장 큰 적은 감기이다. 항상 감기에 걸리지 않도록 주의하고 영양의 치우침 없는 고른 식사, 적당한 운동, 충분한 휴식을 취해주는 것이 필수적이다.

## 11. 알레르기, 가만히 두면 절로 낫는다?

알레르기의 원인은 우리가 생각하는 것보다 훨씬 다양하다. 낮에 비해 기온 차이가 심할 때도 아침에 재채기가 나오는가 하면 눈 가려움증을 동반한다. 꽃가루로 인한 알레르기인 경우 화분이 미세한 조직으로 이루어진 기관지까지 도달하기는 쉽지 않지만, 간접적인 천식 유발 원인은 될 수 있다. 흔치 않지만 가을보다는 봄에 천식 환자가 증가한다.

봄철 알레르기의 또 다른 원인은 벌의 독에서도 나온다. 꽃피는 시절이면 벌에 쏘여 병원을 찾는 사람들이 적지 않다. 벌에 쏘여 나타나는 벌 독 알레르기는 의외로 심각하다. 물린 신체 부위만 부어오르면 큰 문제가 되진 않겠지만, 벌 독이 전신에 퍼져 쇼크를 일으키면 사태는 심각해진다.

쇼크 증상은 빠른 속도로 진행되기 때문에 야외에서 이런 경우를 당하면 특히 진료를 받으러 가기까지 시간이 지체돼 치명적일 수 있다. 벌 중에서도 꿀벌에 비해 말벌이 더욱 심한 증상을 나타낸다.

이를 염두에 둔다면 야외에 나갈 경우 화려한 옷감과 냄새나는 화장은 벌들을 자극하므로 피하는 것이 상책이다. 또 과거에 벌에 쏘여 심하게 고생했던 사람들은 한 번쯤 알레르기 전문의와 상의하고 응급처치용 약을 휴대하는 것도 바람직하다.

이 같은 알레르기는 환경적 요소로 인해 생길 수 있는 일이지만, 그외에도 개인차에 따라 유독 알레르기에 잘 걸리는 사람도 있다.

얼마 전 한 초등학교 1학년 남자아이를 데리고 진료실을 찾은 한 어머니의 말에 의하면, 그 아이는 오래 전부터 알레르기 천식으로 여러 병원에서 치료를 받아왔지만 크게 좋아지는 걸 느낄 수 없었다고 한다.

몇몇 의사들은 나이가 들면 자연히 좋아진다고 해서 증상이 있을 때마다 그때그때 치료하면서 마냥 좋아질 때만 기다리고 있었던 것이다.

그 남자아이는 우유를 먹고 자랐으며, 다른 형제들에 비해 배탈과 감기가 잦았다고 한다. 모세기관지라는 병명으로 네 차례나 입원한 적이 있었으며, 태열이라 불리는 아토피성 피부염 또는 습진도 심해 툭하면 소아과와 피부과를 다녔다고 한다.

나이가 들면서 태열은 사라졌고 배탈과 감기 횟수도 현저히 감소했으나, 대신 천식 때문에 호흡곤란을 겪는 일이 많아졌다. 특히 밤이면 천식이 심하게 나타나 아이를 업고 병원 응급실로 뛰어간 적도 한두 번이 아니었다.

대체로 천식으로 치료를 받기 위해 병원을 찾는 어린 환자들의 상태는 이 아이와 크게 다르지 않다. 나이에 따라 알레르기 증상이 변하는 현상은 '알레르기 진행(Allergy March)'이라고 표현하는데, 이는 신체의 구조와 기능이 성장과 관련을 맺고 있다는 뜻이다.

신체적으로 아주 미숙한 신생아기로부터 시작해 10대 후반과 30대에 거의 완벽한 기능을 갖추게 되고, 다시 장년기를 거쳐 노인기에 도달하면서 쇠약해진다.

질병의 분포는 이러한 신체 기능의 완숙 또는 노쇠 정도에 따라 달라진다. 따라서 암의 발생은 6세 이전과 50세 이후에 가장 많다. 알레르기 질환으로 일어나는 천식과 비염은 10세 전후와 40대에 많이 발생한다.

결론적으로 말하자면 '나이가 들면 서서히 좋아질 것'이라는 말을 맹신하지 않는 것이 좋다. 사춘기에 접어들면서 잠시 알레르기 질환이 호전되는 것은 알레르기 과민반응이 사라졌기 때문이 아니라, 워낙 신체적 기능이 좋은 시기이기 때문에 과민반응이 잠깐 억제되는 것뿐이다.

위의 어린이처럼 나이가 들기만을 기다리는 것은 알레르기 과민반응의 진행을 무방비로 방치하는 꼴밖에 되지 않는다.

만약 그대로 둔다면 청년기 때 증상이 좋아지더라도 40대 후반이면 오히려 더욱 심한 알레르기 증상으로 고생할 가능성이 높다.

따라서 어린 시절의 알레르기는 꾸준히 관리해야 과민반응을 조기에 억제할 수 있고, 심한 증상을 예방할 수 있다. 인생을 오래, 건강하게 내다보며 살고 싶다면 말이다.

## 12. 알레르기 벗어나기

함께 자는 가족의 숨소리가 어느 날 갑자기 다르게 들리기 시작한다. 예전처럼 고요하거나 고르지 않고 쌕쌕거리거나 가르릉거리는 등 이상한 마찰음이 들리기 시작한다. 그리고 아침에 일어나 콧물을 흘리거나 재채기를 터뜨리는가 하면 잦은 기침을 하고 두드러기를 보이기도 한다.

만약 이런 증상이 반복적으로 나타난다면 병원을 찾아가는 것이 좋다. 가장 의심스러운 것이 알레르기 증세로, 즉각 검사를 받아봐야 한다.

알레르기 검사에는 원인물질을 기억해 반응을 일으키는 면역글로불린-E 항체를 증명하는 검사와 신체의 과민성을 증명하는 검사가 있다. 면역글로불린-E를 증명하는 방법에는 혈액 검사 등 여러 가지가 개발되어 있지만, 피부반응 검사가 가장 널리 이용되고 있다.

신체 조직의 과민성 검사는 약물 또는 원인물질을 직접 접촉시켜 증상을 유발시키는 검사이다. 그러나 알레르기 질환은 발생 과정부터 매우 복잡하고 다양한 현상들이 관련되어 있기 때문에 이러한 검사들만으로 확진을 내리기는 어렵다. 따라서 치료를 하면서 반응하는 정도를 판단하는 것이 진단에 도움이 된다.

알레르기 질환이 발생하면 그 치료방법으로는 알레르기의 원인물질을 제거하거나 피하는 것이 가장 근본적인 처방이다. 그러나 공중에 날아다니는 꽃가루를 피한다는 것은 사실상 불가능한 일이다. 집안의 집먼지 진드기도 완전히 제거하기가 쉽지 않기 때문에 항알레르기 약물치료나 면역주사 요법을 실시하는 경우가 많다.

약물치료법으로는 증상을 가라앉히는 증상 치료와 증상이 재발되지 않도록 하는 약물 예방치료가 있다. 면역치료는 소량의 원인물질을 피부 내에 반복 주사해 알레르기 반응을 억제해주도록 하는 방법이다.

그러나 이러한 방법도 원인물질로부터 환자를 보호할 수 있는 환경개선이 우선적으로 시행되는 가운데 이루어져야 한다. 근본적인 원인 해소 없이 시도되는 약물치료란 병의 뿌리는 두고 껍데기에만 약을 바르는 것이나 별 다를 바 없다.

치료와 함께 환자의 상태를 지켜봐가며 약물치료의 범위와 면역치료를 조정, 추가할 수 있다. 그러나 면역주사 방법은 부작용이 많아 근래에는 널리 사용하고 있지 않다.

알레르기란 원인물질에 의해 신체의 일부에 만성적인 염증이 발생해 이로 인한 과민반응으로 형성되는 질환이다. 그때그때 증상을 치료하는 것도 중요하지만, 근본적이고 지속적인 염증 제거 노력이 더욱 필요하다. 꾸준히 환경을 개선하고 장기적으로 관리하는 자세가 필요하다.

환자들 중 약을 싫어하는 어린이에게는 최근 향기요법도 인기를 끌고 있다. 이 요법은 식물에서 추출한 정유를 코로 맡아 점액 배출을 원활히 하고 코막힘 증세와 콧물을 줄이는 치료법이다. 재료로는 유칼립투스나 티트리 정유, 박하유 등이 주로 쓰인다. 특히 정유를 직접 휴대하며 학교나 버스, 지하철 등에서도 쉽게 치료할 수 있어 편리하다. 정유는 한의원이나 정유 전문점에서 구입할 수 있으며, 직접적인 치료보다는 증상의 완화와 보조 치료요법으로 보는 것이 맞다. 체질과 병의 정도, 가족의 병력에 따라 처방이 다르므로 일단 전문의와 상담해야 한다.

## 13. 축농증을 다스리는 한방 건강관리법

보기만 해도 답답한 축농증. 콧병 중에서도 대표적인 병이다. 일반적으로 이 병은 서양인보다는 동양인에게서 많이 나타나는데 그것은 동양인의 코가 서양인의 코보다 작기 때문인 것으로 풀이된다. 이런 체질이나 인종적인 원인 때문이 아니라도 술과 담배 때문에 축농증이 유발되는 경우도 있다.

또 산업화가 가속화됨에 따라 갈수록 대기의 공기가 탁해지고 자동차의 증가로 매연이 심해지는 것도 한 원인이다. 매연에 의한 공기오염으로 인체의 저항력이 떨어져 축농증이 생기는 것이다.

예부터 한방 치료는 남녀노소를 막론하고 특히 만성 질환에 효과가 높은 것으로 알려져 있다. 코에 생기는 질환 역시 대부분 만성이 될 가능성이 높거나 이미 만성이 된 경우가 많으므로 한방 치료가 효과적이다.

실제 임상 경험을 통해서도 입증되고 있는 사실이다. 특히 해마다 겨울이 돌아오면 코 질환 중에서도 가장 일반적인 알레르기성 비염과 축농증으로 고생하는 사람들이 많다. 이런 환자들이야말로 한방 치료를 통해 빨리 그 지루한 고통으로부터 벗어나라고 권하고 싶다.

요즘 장안의 화제로 떠오르고 있는 인물, 명의 허준은 일찍이 《동의보감》에서 축농증을 이렇게 설명했다. "탁한 콧물이 쉴새없이 흘러내리는 것"을 말하며 "탁한 콧물이 샘물처럼 멎지 않고 흘러내려 콧속에 늪이 생겼다고 해서 비연(鼻淵)이라고 한다"는 것이다.

축농증은 부비강 점막에 생긴 염증 때문에 농이 생겨 콧속으로 흘러나오는 증상으로 코가 막히고 냄새가 나며 두통이나 후각 이상 등이 생긴다. 기억력이 감퇴되는 경우도 많다. 콧물을 말끔히 풀어내지 않으면 부비강에 쌓이게 되고, 여기에 화농균이 번식하면서 콧물이 황색이나 녹색으로 변한다. 그 냄새도 여간 고약한 것이 아니다.

축농증을 방지하려면 콧물이 느껴질 때마다 매번 코를 말끔하게 푸는 습관을 갖는 것이 좋다. 세수할 때처럼 얼굴을 수평 상태로 숙이고 풀면 코를 풀기가 원활해진다. 또 코가

조금 남으면 콧속으로 들이마셔 입으로 뱉어내야 한다.

한방에 나오는 축농증에 좋은 약재들 가운데 수세미덩굴이 있다.《동의보감》에는 "수세미덩굴의 밑동을 서너 자 되게 잘라내 태운 재와 함께 술에 타서 복용하면 즉시 낫는다"고 쓰여 있을 정도이다.

또 간단한 지압법을 통해 다른 콧병이나 축농증이 생기지 않게 하는 방법도 있는데 코를 마사지해 건강하게 하는 방법이라는 뜻의 '비수양법(鼻修養法)'이다.

그 요령은 가운뎃손가락으로 콧대 양 옆을 20~30번씩 마찰해 코의 안팎이 모두 따뜻해지도록 하는 것이다. 이는 중악(中岳)인 코의 혈액순환을 좋게 해줘 폐를 윤택하게 하는 효과가 있는 것으로《동의보감》에서는 말하고 있다.

코는 폐가 밖으로 열린 구멍이므로 폐에서 나오는 공기는 모두 코를 통하게 되고, 따라서 폐에 병이 있으면 코의 상태도 좋지 않게 된다는 것이다. 그래서 폐를 윤택하게 해주는 것이 곧 코의 건강을 도모하는 것이라는 원리이다.

## 14. 젊은 엄마들을 위한 알레르기 상식 몇 가지

병원에 있다보면 젊은 엄마들의 전화를 받는 일이 많다. 예전처럼 대가족의 경우라면 경험상 나이든 집안 어른들로부터 이것저것 도움을 받을 수도 있겠지만 요즘 같은 핵가족 시대에는 육아 경험이 없는 초보 젊은 주부들로서는 당황스런 일들이 한둘이 아니다.

어린 자녀의 건강을 걱정하는 주부들의 문의전화 중 일부는 아토피성 피부염에 대한 것이다. 왜 그런 질병이 생기는가에서부터 일상생활 중 주의해야 할 사항까지 조목조목 물어온다.

실제로 아토피성 피부염은 일상생활에서도 매우 주의사항이 많은 질병이다. 그 중에서도 어떤 음식을 조심해야 하는가 하는 문제는 아이들의 식사를 준비하는 주부들로서는 가장 큰 관심거리가 아닐 수 없다. 때로는 무엇인가를 먹겠다고 고집하는 아이와 그것을 막는 젊은 엄마 사이에서 실랑이가 벌어져 급히 병원으로 전화를 걸어오는 경우도 있다.

사실 아토피성 피부염에 걸린 아이라면 음식을 가릴 필요는 있다. 일반적으로 아토피성 피부염을 악화시키는 것으로는 우유, 달걀, 밀가루, 땅콩 등이 있다. 우리 나라에서는 돼지고기, 닭고기를 흔히 꼽고 있다.

음식에 대한 알레르기는 2~5세 소아 때 극성을 부리다가 성장하면서 저절로 없어진다.

아토피성 피부염이 심해지는 것을 막기 위해 음식을 제한하는 것은 필수적이지만 이로 인한 치료효과는 그 호응도가 50% 정도에 불과하다. 따라서 무작정 음식을 제한할 필요는 없다. 음식에 대한 피부반응 검사나 혈액 검사를 실시하면 알레르기 정도를 확인할 수 있으므로 이에 따라 조절하는 것이 좋다.

그러나 실제 임상 실험에서는 음식이 알레르기를 악화시키는지에 대해 정확한 상호관계를 밝히기가 어렵다. 대부분의 양성 반응은 특정한 이유가 없이 나타나는 거짓 반응이다. 물론 일부 환자는 어떤 음식으로 인해 알레르기가 악화되는 것이 분명한데, 이는 2세 이하의 심한 아토피성 피부

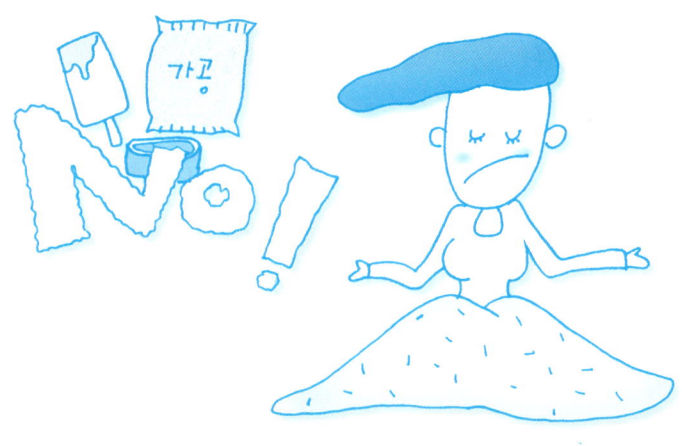

염에 해당하는 얘기이다.

결론적으로 말하면 음식 조절만으로 아토피성 피부염의 호전을 기대하는 것은 무리이다. 심한 가려움증이나 피부 염증을 유발하는 음식에 한해 1~2년간 섭취를 제한하는 게 바람직하다.

때로는 이 식품 자체 때문에 알레르기 비염이 생긴 것은 아닌지를 물어오는 주부들도 있다. 최근에는 아이가 이유식을 할 때 콩제품을 많이 먹였는데 그 때문에 알레르기 비염이 생긴 것은 아닌지를 묻는 주부가 있었다. 이것은 실제로 그럴 법한 일이다.

우유, 콩, 달걀은 대표적인 3대 알레르기 식품이다. 이들

식품을 많이 먹은 아이들이 특히 모유보다는 분유로 자란 아이들인 경우 알레르기 질환 발생률이 높게 나타난다. 일반적으로 이유식은 생후 6개월 이후 시작하는 것이 좋다. 엄마들이 아이를 보다 쑥쑥 자라게 하고 싶은 욕심에 이유식을 일찍 시작하는 경우가 있지만, 이런 경우 아이가 알레르기 비염에 걸릴 확률이 높아지기 때문이다. 이유식을 하더라도 가능한 한 인스턴트 식품은 피하는 것이 여러 모로 안전하다.

항간에는 체질을 바꾸면 알레르기 증상이 없어진다는 얘기도 곧잘 들린다. 사실상 알레르기를 해소하기 위해서는 체질 개선만큼 좋은 처방책이 없다. 특히 한방에서는 근본적으로 면역력이 강화되지 않는 한 자극에 노출될 때마다 증상이 다시 나타나므로 근본적인 체질 개선을 가장 강조하고 있다.

예를 들면 태음인의 경우 알레르기성 천식에 걸릴 확률이 가장 높으며, 몸이 냉한 체질의 소음인은 비염에 걸리기 쉽다. 따라서 체질적인 취약점을 먼저 보강하는 치료가 우선이며, 그 방법은 한방 약재나 복합 치료를 통해 효과를 볼 수 있다.

## 15. 코 건강, 평소에 지키자

고혈압과 관절염 다음으로 많은 질환이 무엇일까? 바로 축농증이다. 물론 수치상으로 정확한 통계가 나온 것은 아니지만 서양에서는 그만큼 흔한 질병이 축농증인 것으로 알려져 있다.

축농증은 왜 생기는 걸까? 인간의 코 주위 얼굴뼈 속에는 부비동이라 불리는 여러 개의 부속실이 있다. 얼굴의 광대뼈 속에 가장 커다란 상악동이 있고, 콧등과 눈 사이에 벌집 모양의 사골동, 앞이마 속에 전두동, 뇌와 인접한 코 제일 뒤쪽의 접형동 등 네 곳의 부비동이 두 개씩 모두 8개가 있다.

이 부비동은 점막으로 덮여 코와 연결되는 통로로 이어져 있고, 속은 공기로 차 있어 분비물을 코 쪽으로 배출시키는 일을 하고 있다. 그런데 이 코로 통하는 연결 통로가 막혀 부비동 안에 고름이 고여 섞여 있는 상태가 축농증이다.

축농증에 걸리면 여간 불편하고 볼썽사나운 게 아니다. 코가 막히고 누런 콧물이 나오게 된다. 코가 막혀 있으니 항상 머리가 지끈거리며 아프고 무겁다. 기억력이나 집중력도 떨어진다. 무슨 냄새가 나도 알아챌 수가 없고 코와 입에서는 악취가 난다며 주위 사람들이 멀리하는 기색도 보인다. 본인으로서는 여간 골치아프고 귀찮은 질병이 아니다.

이에 대한 병원에서의 외과적 치료는 차치하고 축농증의 치료와 예방을 위해서는 환자 스스로의 일상생활 중 각별한 주의가 필요하다. 특히 코의 기능은 위장과 밀접한 관계가 있기 때문에 이를 예방하려면 음식 섭취에 주의해야 한다. 인스턴트 식품이나 가공식품, 찬 음식 등은 위장에 부담을 주고 폐의 기능을 떨어뜨리므로 삼가야 한다.

실내의 습도도 일정하게 유지시켜줘야 한다. 건조한 환절기나 겨울철, 그리고 아파트와 같은 서구식 주거환경이 축농증을 악화시키는 요인이기 때문이다.

평소 규칙적인 생활과 운동을 함으로써 신체 각 기관이 제 기능을 다 하도록 해주면 외부에서 침입하는 나쁜 기운을 이길 수 있다. 기본적으로는 감기를 예방하기 위한 주의사항과 크게 다를 것이 없다. 축농증 역시 치료되지 않은 감기에서 발전하는 경우가 많기 때문이다.

또한 축농증은 다른 알레르기성 비염이나 감기 등의 질병과도 거미줄처럼 그 인과관계가 얽혀 있다. 세간에는 '급성 축농증이 주로 감기로 인해 생긴다.' '특히 알레르기성 비염이나 비후성 비염이 심해지면 축농증으로 발전하는 일이 많다' 는 등의 이야기가 상식처럼 떠돌기도 한다.

그 중 알레르기성 비염에 대해 말하자면, 이를 치료하는 방법 중에도 코뼈를 교정하거나 코의 부어 있는 살을 제거하여 공기의 통로를 개선시켜주고, 레이저로 콧속의 점막을 지져 콧물을 차단시키는 방법이나, 주로 항히스타민제와 스테로이드제를 이용한 약물요법, 그리고 환자의 체질을 바꾼다는 개념으로 항원이 되는 약물의 추출물을 주입하여 내성을 기르는 면역요법 등이 있다.

또한 이와 함께 주의해야 할 것이 일상 환경이다. 특히 사무실에서 근무하는 사람이라면 환기상태가 좋지 않거나 복사기·모니터 등에서 나오는 유해가스나 먼지 때문에 비염이 악화될 수 있으므로 철저한 금연, 집진기 설치, 정기적인 환기 등이 필요하다.

한방에서는 마황부자세신탕과 소시호탕을 써서 치료효과를 보기도 한다. 마황부자세신탕은 중국의 의서에 나와 있는 처방으로 마황과 세신, 부자로 만든 탕약이며, 소시호탕은 《동의보감》의 처방을 따라 시호, 황금, 인삼, 반하, 감초, 생강, 대추를 넣어 만든 것이다.

어느 치료방법을 쓰든 코 질환을 가진 사람이라면 기본적으로 감기를 이길 수 있는 체력조건을 만들고, 건강한 환경의 유지와 생활 속의 건강수칙을 철저히 지켜야 한다.

**부록**

# 치료 사례

〈코알레르기 치료 사례〉

| 성명 | 지건희 | 성별 | 남자 | 나이 | 7세 |
|---|---|---|---|---|---|
| 초진 | 2013년 3월 23일 | 키 | 108.1cm | 몸무게 | 29kg |

| 병력 |
|---|
| 콧물, 코 막힘과 가래, 기침으로 내원했다. 코 막힘이 심해 수면 중에 입 호흡이 있다. 아버지가 축농증 수술을 했고, 어머니는 평소 편도선 비대로 늘 목이 아프다. |

| 치료경과 |
|---|

11월 26일   내원 했을 때는 코피가 있어서 침 치료를 했다.

5월 20일   찬 음식을 많이 먹어 설사로 내원하여 오적산환 3일분을 처방했다.

6월 15일   콧물, 코 막힘, 기침이 거의 없어졌다. 키 성장을 위해 녹용 한약을 다시 처방했다.

8월 8일   코 증상이 사라졌고 키 크는 한약을 한 달 치 주었다. 코 증상이 사라져 주 2회 치료를 주 1회 치료로 바꿨다.

9월 28일   환절기 콧물이 약간 있어서 네블라이저와 한방 코 물리치료를 시행했다. 키는 113.0cm로 초진 시보다 5.0cm 성장해 부모가 만족했다. 다시 키 녹용 한약 먹기를 권했으나 아이가 약 먹기 힘들어한다고 해서 당분간 한약 복용을 중지하기로 했다.

## 고찰

어린이 환자인 지건희 군은 코알레르기 치료 전에는 1년에 2~3cm 밖에 크지 않아 부모가 걱정이 많았으나 코 치료 후 4개월 만에 5cm 이상 자라고 콧물, 코 막힘, 기침 등 코와 기관지 알레르기 증상도 나았고 코 막힘과 코 부종, 코 염증이 사라져 밤에 숨쉬기가 편해져 입을 벌리고 자는 입 호흡이 없어졌다. 그 고마움의 표시로 책에 아들 지건희의 치료 과정과 키 성장 치료, 코알레르기 치료를 게재해도 좋다고 수락했다.

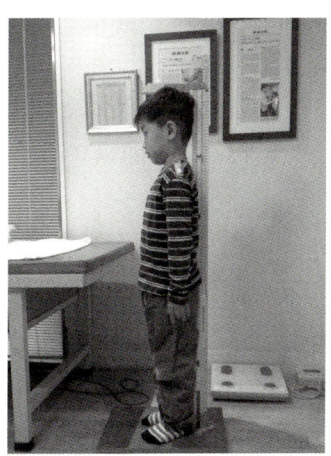 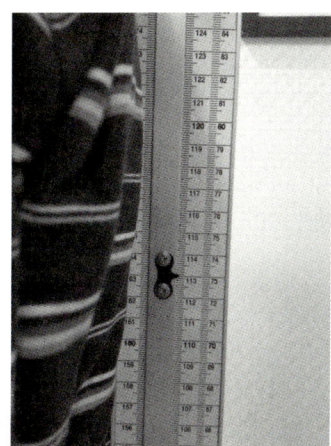

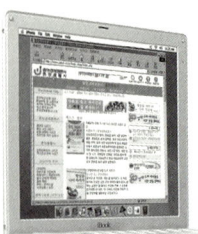

## 중앙생활사
## 중앙경제평론사

**Joongang Life Publishing Co./Joongang Economy Publishing Co.**

중앙생활사는 건강한 생활, 행복한 삶을 일군다는 신념 아래 설립된 건강·실용서 전문 출판사로서 치열한 생존경쟁에 심신이 지친 현대인에게 건강과 생활의 지혜를 주는 책을 발간하고 있습니다.

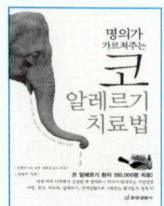

### 명의가 가르쳐주는 코 알레르기 치료법

초판 1쇄 인쇄 | 2013년 11월 15일
초판 1쇄 발행 | 2013년 11월 20일

지은이 | 김남선(Namsun Kim)
펴낸이 | 최점옥(Jeomog Choi)
펴낸곳 | 중앙생활사(Joongang Life Publishing Co.)

대　표 | 김용주
편　집 | 한옥수
기　획 | 문희언
디자인 | 양은정
마케팅 | 최기원
인터넷 | 김희승

출력 | 현문자현　종이 | 타라유통　인쇄·제본 | 현문자현

잘못된 책은 바꾸어 드립니다.
가격은 표지 뒷면에 있습니다.

ISBN 978-89-6141-116-5(13510)

등록 | 1999년 1월 16일 제2-2730호
주소 | ㈜100-826 서울시 중구 다산로20길 5(신당4동 340-128) 중앙빌딩 4층
전화 | (02)2253-4363(代)　팩스 | (02)2253-7988
홈페이지 | www.japub.co.kr　이메일 | japub@naver.com

♣ 중앙생활사는 중앙경제평론사·중앙에듀북스와 자매회사입니다.

Copyright © 2013 by 김남선

이 책은 중앙생활사가 저작권자와의 계약에 따라 발행한 것이므로 본사의 서면 허락 없이는
어떠한 형태나 수단으로도 이 책의 내용을 이용하지 못합니다.
※ 이 책은 《한권으로 보는 코 알레르기 동의보감》을 독자들의 요구에 맞춰 새롭게 출간하였습니다.

▶홈페이지에서 구입하시면 많은 혜택이 있습니다.

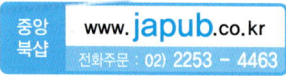

※ 이 도서의 국립중앙도서관 출판시도서목록(CIP)은 e-CIP 홈페이지(www.nl.go.kr/cip.php)에서
　이용하실 수 있습니다.(CIP제어번호: CIP2013020739)

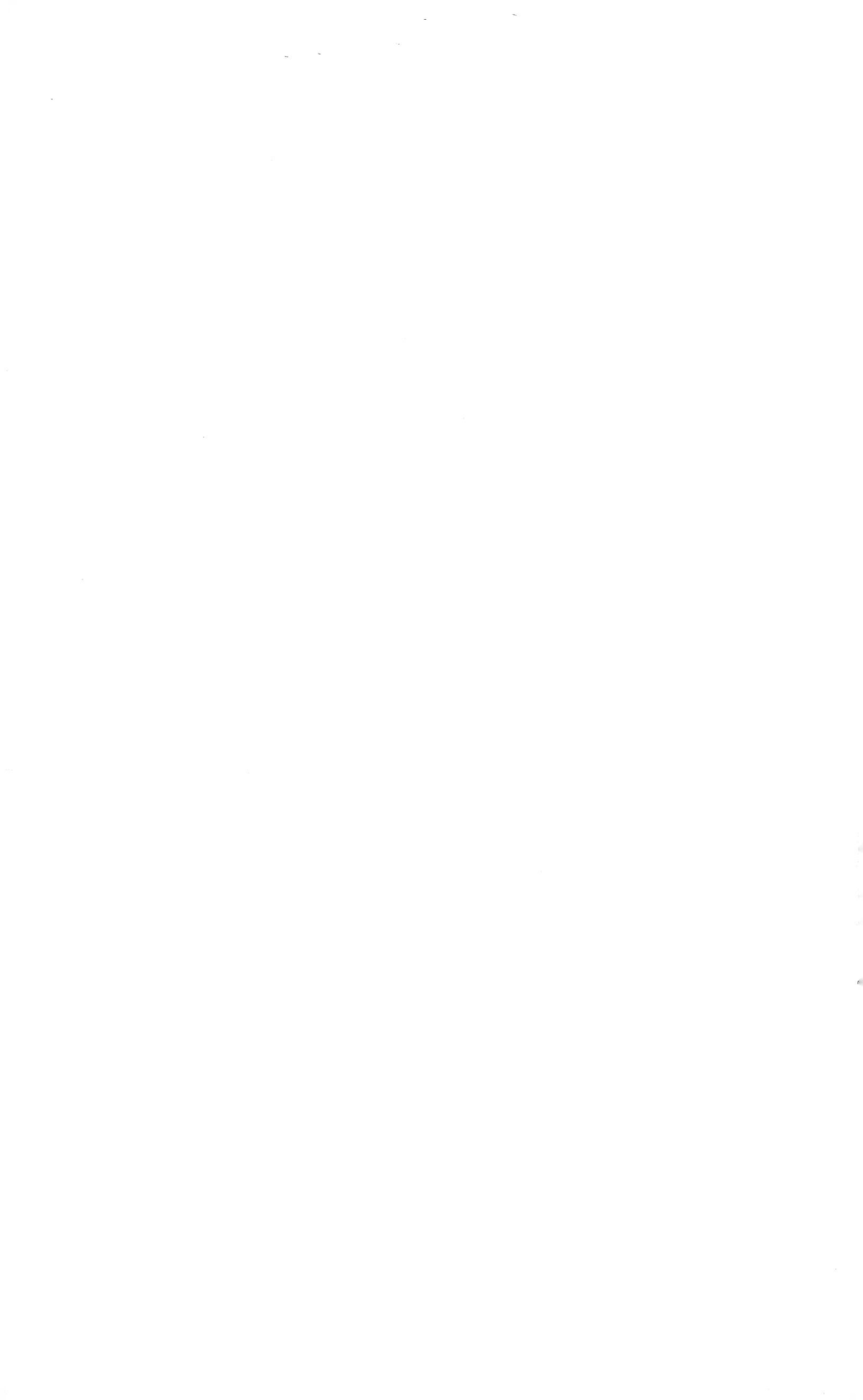